FACULTE DE MÉDECINE DE PARIS

Année 1903

THÈSE

N°

POUR LE

DOCTORAT EN MÉDECINE

Présentée et soutenue le Jeudi 12 Novembre 1903, à 1 heure

Par Henri DAMAYE

ANCIEN EXTERNE DES HÔPITAUX (Médaille de bronze de l'Assistance publique)

INTERNE DES ASILES D'ALIÉNÉS DE LA SEINE.

Né à Saint-Quentin (Aisne), le 28 février 1876

ESSAI DE DIAGNOSTIC

ENTRE

LES ÉTATS DE DÉBILITÉS MENTALES

Président : M. JOFFROY, *Professeur.*

Juges : MM. BROUARDEL, DE LAPERSONNE } *Professeurs.*

DUPRÉ, *Agrégé.*

PARIS

G. STEINHEIL, ÉDITEUR

2, RUE CASIMIR-DELAVIGNE, 2.

1903

FACULTE DE MÉDECINE DE PARIS

Année 1903

THÈSE

N°

POUR LE

DOCTORAT EN MÉDECINE

Présentée et soutenue le Jeudi 12 Novembre 1903, à 1 heure

Par Henri DAMAYE

ANCIEN EXTERNE DES HÔPITAUX (Médaille de bronze de l'Assistance publique)

INTERNE DES ASILES D'ALIÉNÉS DE LA SEINE.

Né à Saint-Quentin (Aisne), le 28 février 1876

ESSAI DE DIAGNOSTIC

ENTRE

LES ÉTATS DE DÉBILITÉS MENTALES

Président : M. JOFFROY, *Professeur.*

Juges : MM. BROUARDEL } *Professeurs.*
DE LAPERSONNE }
DUPRÉ, *Agrégé.*

PARIS

G. STEINHEIL, ÉDITEUR

2, RUE CASIMIR-DELAVIGNE, 2.

1903

FACULTÉ DE MÉDECINE DE PARIS

Doyen	M.	DEBOVE.
Professeurs	MM.	
Anatomie		POIRIER.
Physiologie		CH. RICHET.
Physique médicale		GARIEL.
Chimie organique et chimie minérale		GAUTIER.
Histoire naturelle médicale		BLANCHARD.
Pathologie et thérapeutique générales		BOUCHARD.
Pathologie médicale		HUTINEL. BRISSAUD.
Pathologie chirurgicale		LANNELONGUE.
Anatomie pathologique		CORNIL.
Histologie		MATHIAS DUVAL.
Opérations et appareils		BERGER.
Pharmacologie et matière médicale		POUCHET.
Thérapeutique		GILBERT.
Hygiène		PROUST.
Médecine légale		BROUARDEL.
Histoire de la médecine et de la chirurgie		DEJERINE.
Pathologie comparée et expérimentale		CHANTEMESSE.
Clinique médicale		LANDOUZY. HAYEM. DIEULAFOY. DEBOVE.
Clinique des maladies des enfants		GRANCHER.
Clinique des maladies syphilitiques		GAUCHER.
Clinique de pathologie mentale et des maladies de l'encéphale		JOFFROY.
Clinique des maladies nerveuses		RAYMOND.
Clinique chirurgicale		DUPLAY. LE DENTU. TILLAUX. TERRIER.
Clinique ophtalmologique		DE LAPERSONNE.
Clinique des voies urinaires		GUYON.
Clinique d'accouchements		PINARD. BUDIN.
Clinique gynécologique		POZZI.
Clinique chirurgicale infantile		KIRMISSON.

Agrégés en exercice

MM.	MM.	MM.	MM.
ACHARD.	FAURE.	LEPAGE.	THIERY.
AUVRAY.	GILLES DE LA TOURETTE.	MARION.	THIROLOIX.
BEZANÇON.	GOSSET.	MAUCLAIRE.	THOINOT.
BONNAIRE.	GOUGET.	MERY.	VAQUEZ.
BROCA (AUG.).	GUIART.	POTOCKI.	WALLICH.
BROCA (ANDRÉ).	HARTMANN.	REMY.	WALTHER.
CHASSEVANT.	JEANSELME.	RENON.	WIDAL.
CUNEO.	LANGLOIS.	RICHAUD.	WURTZ.
DEMELIN.	LAUNOIS.	RIEFFEL, *Chef des travaux anatomiques.*	
DESGREZ.	LEGRY.	TEISSIER.	
DUPRE.	LEGUEU.		

Le Secrétaire de la Faculté : M. GRISEZ.

Par délibération en date du 9 décembre 1798, l'École a arrêté que les opinions émises dans les dissertations qui lui seront présentées doivent être considérées comme propres à leurs auteurs et qu'elle n'entend leur donner aucune approbation ou improbation.

A LA MÉMOIRE DE MON PÈRE

A LA MÉMOIRE DE MA SŒUR

A MA MÈRE

A MON FRÈRE

INTRODUCTION

Au début de ce travail, cédant à une louable coutume, nous sommes heureux de reporter notre pensée vers les maîtres qui jusqu'ici, à l'hôpital ou dans les asiles, nous ont donné l'instruction médicale et l'exemple de sa pratique.

L'un d'eux n'est déjà plus : M. le Dr DELPEUCH, médecin de l'hôpital Cochin. Inclinons nous respectueusement devant sa mémoire. Des treize mois passés dans son service nous garderons le plus délicieux souvenir.

Nous devons une part de nos connaissances médicales, celles des gastropathies entre autres, à M. le Professeur HAYEM qui nous accueillit comme externe dans son service où nous avait attiré le caractère à la fois clinique et profondément scientifique de son enseignement. Il nous est agréable de remercier ici ce maître éminent, ainsi que M. le Dr THIERCELIN, son ancien chef de clinique.

M. le Professeur DEJERINE nous accepta ensuite dans son riche service de la Salpêtrière et nous ouvrit les portes à l'étude de la neurologie. Exprimons-lui ici notre reconnaissance.

Remercions également M. le Dr LEJARS, professeur agrégé, avec qui nous avons passé quinze mois à l'hôpital Tenon. Il fut pour nous l'exemple du chirurgien habile et consciencieux.

Il nous faut témoigner aussi notre reconnaissance à M. le Dr JOSIAS dont nous avons été l'élève à l'hôpital Bretonneau.

et qui nous a ainsi permis l'étude particulièrement utile des maladies de l'enfance.

Exprimons encore nos remerciements :

A M. le Dr Boissard, accoucheur de l'hôpital Tenon.

A M. le Professeur agrégé Mauclaire, chirurgien des hôpitaux de Paris et des Asiles de la Seine.

A M. le Dr Tollemer, chef du laboratoire central de l'hôpital Bretonneau.

A M. le Dr Baudet, ancien interne lauréat des hôpitaux, chef de clinique à l'Hôtel-Dieu qui, à l'hôpital Ricord, guida nos premiers pas dans les études chirurgicales et nous permit de nous initier à la vénéréologie.

Notre première année d'internat, dans les Asiles, s'est passée à la Colonie d'enfants de Vaucluse. Nous y avons trouvé en la personne du médecin en chef, M. le Dr Blin, un maître d'un esprit actif et éclairé. A lui est due l'idée première de ce travail ; nous lui sommes très reconnaissant du soin qu'il prit à nous guider et à nous encourager.

Remercions aussi MM. les Drs Vigouroux et Dupain, médecins en chef de l'asile de Vaucluse, qui ont bien voulu nous laisser fréquenter leurs services et nous admettre à leur enseignement.

M. le Professeur Joffroy, en acceptant la présidence de cette thèse, daigne approuver nos efforts de sa grande autorité clinique. C'est un honneur que nous apprécions et pour lequel nous le prions de recevoir l'hommage de notre reconnaissance.

CHAPITRE PREMIER

Les débilités mentales depuis Pinel. L'état actuel. Nécessité d'une nomenclature unique et d'une méthode précise de diagnostic différentiel.

L'intéressante étude des états inférieurs de l'intelligence a provoqué déjà de nombreux travaux. C'est ainsi que la symptomatologie avec les premiers auteurs qui s'en sont occupés, que l'anatomie pathologique avec les modernes et en particulier M. Bourneville, que l'étiologie dont les données se sont précisées avec les notions récentes sur l'hérédité, ont été soigneusement étudiées. Ces diverses études ont délimité et décrit, dans ce domaine spécial, une série de degrés, d'échelons qui conduisent depuis les états les plus arriérés jusqu'au voisinage de l'intelligence normale. Malheureusement, les appellations appliquées à ces différents degrés sont loin de concorder suivant les différents auteurs, si bien qu'il est parfois difficile de s'y reconnaître, d'autant plus que les procédés de diagnostic entre les diverses formes d'arriération intellectuelle ou font entièrement défaut, ou manquent d'une netteté suffisante.

Cette notion se dégage nettement de l'examen des ouvrages touchant la matière.

Ce n'est qu'au début du XIXe siècle que les états d'arriération intellectuelle sont sortis du chaos des maladies de l'esprit. En 1809, Pinel publie à Paris son *Traité médico-*

philosophique sur l'aliénation mentale. Pour la première fois, il est question de l'oblitération des facultés intellectuelles et affectives, sous le nom d'*idiotisme*. Pinel définit cet état « une abolition plus ou moins absolue, soit des fonctions de l'entendement, soit des affections du cœur ». Il enseigne (1), en quelques pages, que cet « idiotisme » est une maladie congénitale caractérisée par l'absence des facultés intellectuelles et morales et en distingue quatre variétés :

Une première, état d'abrutissement, d'abjection complète, où toute sensibilité fait défaut : il n'y a pas même le sentiment ni la sensation des besoins physiques.

A un degré plus élevé, on constate chez le malade quelques perceptions et quelque sentiment des besoins physiques.

Une troisième variété est la *bêtise* qui comporte un peu d'intelligence ainsi que la possibilité de parler. Enfin, l'*imbécillité* qui atteint des individus ayant eu leur raison et va toujours en s'aggravant.

Pinel range l'idiotisme parmi les *folies*, ce qui est en désaccord avec la conception moderne de la folie. Bien plus, il confond à la fois dans l'idiotisme l'idiotie, la démence et la stupeur.

Pour lui, l'imbécillité serait l'inverse de l'idiotie ; la définition qu'il nous en donne n'est autre que celle de la démence.

Ce fut un élève de Pinel, Esquirol, qui, plus tard, établit la séparation entre l'idiotie et la démence, dans une comparaison devenue classique : Le dément est un riche devenu pauvre ; l'idiot a toujours été dans l'infortune et la misère (2).

(1) Pinel. *Traité médico-philosophique sur l'aliénation mentale.* Paris, 1809.

(2) Esquirol. *Traité des maladies mentales considérées sous les rapports médical, hygiénique et médico-légal.* Paris, 1838.

« L'idiotie, dit Esquirol, est un état particulier dans lequel les facultés intellectuelles ne sont jamais développées ». Puis, il nous donne une classification basée sur l'état de la parole. Les deux premiers degrés sont constitués par les imbéciles, les trois autres par les idiots :

Au premier degré, la parole est libre ; au second elle l'est moins et le vocabulaire est très limité.

Le troisième degré comporte des mots et des phrases très courtes ; le quatrième, des monosyllabes et des cris. Enfin, avec le dernier tout langage a disparu, même les mots et les monosyllabes.

Esquirol considérait donc la parole comme le critérium de l'intelligence humaine. Il pensait mesurer cette dernière par l'absence ou l'altération du langage. Cette classification n'est pas dépourvue d'intérêt, car l'idiot qui parle a plus de chances de s'améliorer que celui qui ne peut parler. Mais, ainsi que le fait remarquer Ball, la base des divisions établie par Esquirol est trop exclusive.

Ne voyons-nous pas, en effet, des animaux relativement intelligents, l'éléphant par exemple, ne posséder qu'un seul cri désagréable et toujours le même, alors que certains oiseaux d'intelligence bien inférieure, tel le perroquet ou le geai pouvoir rivaliser avec la parole humaine.

Les idiots microcéphales parlant assez bien et souvent même bavards ne se perfectionnent pas aussi facilement que des mégalocéphales à parole lente et malaisée.

Nous voyons souvent des sourds-muets très intelligents alors que beaucoup de phraseurs ne possèdent qu'une dose restreinte de jugement et de réflexion. Il est certain, d'autre part, que des imbéciles nettement classés ont la parole plus facile et plus abondante que nombre d'esprits supérieurs.

Esquirol substitua le mot *idiotie* à celui d'idiotisme. Il sépara, nous l'avons vu, l'idiotie de la démence et aussi de la mélancolie avec stupeur ; mais, il fait de la stupeur une démence aiguë, alors qu'elle est une obtusion et non un affaiblissement de l'intelligence.

On peut remarquer enfin que la définition de l'idiotie donnée par Esquirol est incomplète, puisqu'elle ne comprend pas les cas dans lesquels l'affection est survenue après la naissance, cas souvent moins susceptibles d'amélioration que les congénitaux.

Une autre classification, donnée par un médecin très distingué de l'époque, Dubois (d'Amiens), ne jette pas un plus grand jour sur la distinction entre les divers groupes d'arriérés. Dubois en admet trois classes (1).

Les sujets réduits à l'automatisme, présentant le plus haut degré d'abrutissement.

Ceux qui ne possèdent que des instincts.

Enfin, ceux qui possèdent à la fois des instincts et des déterminations raisonnables.

Dubois désigne ces différents individus sous le même nom d'idiots.

M. Sollier (2) fait remarquer justement que le terme d'instinct est trop vague et ne peut établir de limites précises entre les catégories. L'automatisme est, en effet, le fait de l'instinct : dans ce cas, les individus du premier groupe de Dubois, purs automates, posséderaient, eux aussi des instincts et se confondraient par conséquent avec ceux du groupe suivant. Quant à la définition du troisième

(1) Dubois d'Amiens. *Mémoires de l'Académie royale de médecine*, 1837.

(2) Sollier, *Psychologie de l'idiot et de l'imbécile*. Paris, 1891.

groupe, elle pèche également : l'homme normal possède, lui aussi, des instincts et des déterminations raisonnables.

Avec Belhomme, nous pouvons dire que la classification de Dubois d'Amiens est trop incomplète (1) Belhomme s'efforce donc de mieux caractériser les états de débilité intellectuelle et, en effet, nous assistons ici à un progrès : l'idiotie se trouve séparée de l'imbécillité. Pour Belhomme, l'idiotie est un état dans lequel il y a oblitération des facultés intellectuelles et affectives ; l'imbécillité un état dans lequel les facultés ne sont développées que jusqu'à un certain point, ce qui empêche les individus qui en sont atteints de s'élever au degré de développement intellectuel auquel parviennent ceux qui, placés dans les mêmes conditions, ont le même âge, le même sexe et la même fortune. « Mais, dit Belhomme, il est fâcheux de changer d'expression pour désigner des nuances d'une même maladie. Le mot idiotie auquel on ajouterait l'épithète complète ou incomplète ne suffirait-il pas ? Cependant, comme le terme imbécillité désigne bien l'impuissance de l'esprit qui empêche l'homme de pouvoir penser, je le conserverai, quoique à regret ».

Voici d'ailleurs la classification donnée par cet auteur :

1° Les idiots profonds, complets, qui n'ont pas même le sentiment de conservation.

2° Les idiots incomplets, qui ont l'instinct de conservation et mangent comme des brutes.

Au-dessus se rangent trois classes d'imbéciles :

1° Ceux qui obéissent à leurs instincts, à leurs habitudes et aux besoins de leurs organes, mais sans rien d'intellectuel dans leurs déterminations.

(1) Belhomme. *Essai sur l'idiotie*, 1824.

2° Les imbéciles susceptibles de travail manuel que l'éducation peut perfectionner.

3° Ceux qui raisonnent et agissent comme tout le monde, mais sans pouvoir arriver à un degré intellectuel normal.

Bien qu'incomplète, la classification de Belhomme présente certaines choses à retenir.

Tout d'abord, elle nous fait voir dans les idiots des êtres non susceptibles d'amélioration, ce qui malheureusement n'est que trop souvent la vérité. Elle caractérise assez bien l'imbécile en nous le montrant susceptible de travail manuel, avec un certain degré d'intelligence et quelques facultés morales souvent perverties.

On peut cependant reprocher à Belhomme de n'avoir pas suffisamment séparé l'imbécillité de l'état normal, quand il met dans sa troisième catégorie d'imbéciles des individus qui raisonnent et agissent comme tout le monde, quoique ne pouvant arriver à l'état intellectuel normal. Belhomme a peut-être empiété ici sur la catégorie de ceux que nous verrons plus tard être appelés les *débiles mentaux*.

Plus tard, en 1846, Séguin parle pour la première fois de ces débiles, mais les désigne sous le nom d' « enfants arriérés ». Jusqu'ici, il n'était fait mention que d'idiots et d'imbéciles ; à l'époque où nous arrivons, en même temps que va s'élaborer, sous l'influence de Séguin, le traitement des degrés inférieurs de l'arriération intellectuelle, on sera amené à s'occuper des états d'arriération moins prononcés et donnant des résultats plus satisfaisants à l'éducateur. « On confond encore avec les idiots, nous dit Séguin, des enfants simplement arriérés, des imbéciles, des crétins et des déments » (1).

(1) SÉGUIN. *Traitement moral, hygiène et éducation des idiots*, 1846.

Voilà certainement un progrès dans la terminologie des débilités mentales ! Séguin eut encore le mérite de tracer un « cadre monographique de l'idiotie », de façon que « les médecins, même les plus étrangers à la spécialité pussent dresser sur ce cadre les portraits de tous les enfants idiots qu'ils rencontreront dans leur pratique ». Les observations d'idiots, continue-t-il, recueillies d'après ce cadre, seraient destinées à « trancher définitivement la forme principale du type idiotie d'avec l'imbécillité, le crétinisme, etc. ».

Il serait fastidieux de reproduire ici tout au long ce cadre monographique que l'on trouve dans l'ouvrage de Séguin *Traitement moral, hygiène et éducation des idiots*, p. 217 et suiv., chap. XVIII. Disons seulement que l'auteur établit dans ce cadre une série de chapitres pour la rédaction d'une observation d'idiotie.

Voici les têtes de chapitres :

I. — *Portrait.*
II. — *Etat physiologique.*
III. — *Etat psychologique.*
IV. — *Etat instinctif et moral.*
V. — *Etiologie.*

Il y a là, évidemment, les indications nécessaires pour recueillir une observation minutieuse après une très longue étude d'un individu, mais ce n'est qu'un guide pour observer et on n'y trouve aucun procédé pour le diagnostic.

Voyons maintenant comment Séguin définit l'idiotie. Il appelle l'idiot « une intelligence mal servie par des organes imparfaits .., une infirmité du système nerveux qui a pour effet de soustraire tout ou partie des organes et des facultés de l'enfant à l'action de la volonté, qui le livre à des instincts et le retranche du monde moral ». C'est là une définition de pédagogue. On sait, en effet, que l'auteur qui nous occupe n'était pas encore médecin lorsqu'il écrivit le livre où nous lisons cette définition. On y trouve encore : « Il ne manque à l'idiot aucune faculté intellectuelle, mais il n'a pas la liberté nécessaire pour appliquer ses facultés dites intellectuelles à l'ordre des phénomènes moraux et abstraits ».

Séguin, on le voit, fait jouer le grand rôle à l'absence de volonté. Sa définition est donc manifestement erronée. Les organes des idiots sont sains, mais servis par des centres nerveux défectueux. L'instrument est bon : c'est le récepteur des sensations, le centre perceptif qui est inerte. C'est le cerveau qui ne perçoit pas les impressions envoyées à lui par les sens. En un mot, c'est le manque d'intelligence qu'il faut accuser dans l'idiotie et non le manque de volonté, ou si l'on veut, c'est l'intelligence entière qui est défectueuse et non pas seulement la volonté. Le manque d'intelligence relève de l'état du système nerveux, qu'il s'agisse d'un arrêt de développement avant ou après la naissance ou d'une affection survenue dans l'enfance.

Séguin a une conception particulière de l'imbécillité : pour lui, celle-ci serait symptomatique et non héréditaire. Elle ne se développerait que de huit à quinze ans et serait due à l'onanisme, au surmenage intellectuel au moment de la puberté, à des affections aiguës du cerveau ou de l'intestin, à un traumatisme du crâne.

Enfin Séguin arrive aux *arriérés*. Il les différencie nettement des *idiots* : « L'idiot, même superficiel, offre un arrêt de développement physiologique et psychologique. L'enfant retardé ne s'arrête pas dans le sien, seulement il se développe plus lentement que les enfants de son âge ; il est en arrière sur toute la ligne de leurs progrès, et ce retard, chaque jour plus considérable, finit par établir entre lui et eux une différence énorme, une distance infranchissable ».

Séguin s'attache un peu trop à décrire un état physique spécial des enfants arriérés : tempérament lymphatique, tissus mous, circulation peu active, pouls lent, respiration courte, poitrine étroite, membres grêles, doigts mous, face pâle, lèvres sans fermeté, narines aplaties et petites, œil terne et peu mobile, cheveux mous et souvent rares, front bas, crâne pauvement conformé, sans présenter toutefois de fréquentes anomalies, etc.

Assez souvent, le physique des arriérés n'est pas en rapport avec leur état intellectuel.

La même remarque s'applique aux signes anatomiques de dégénérescence : on les rencontre parfois nombreux chez des enfants presque normaux comme intelligence, alors que des imbéciles n'en présentent que d'insignifiants.

En lisant Séguin, on est offensé de la vanité immodérée qu'il déploie et de son dédain pour ses prédécesseurs. Néanmoins, l'œuvre de Séguin marque une nouvelle étape dans l'histoire des débilités mentales.

Vers la même époque parut un ouvrage de Félix Voisin, intitulé : *De l'idiotie chez les enfants*, dans lequel nous trouvons une bonne classification psychologique et symptomatique, mais où les malades des différentes catégories sont tous appelés idiots. Félix Voisin (1) donne la définition suivante de l'idiotie : « Un état particulier de l'esprit dans lequel les instincts de conservation et de reproduction, les

(1) Félix Voisin. De *l'idiotie chez les enfants*, 1843.

sentiments moraux et les pouvoirs intellectuels et perceptifs ne sont jamais manifestés ; ou encore cet état particulier dans lequel ces différentes virtualités de notre être, ensemble ou séparément, ne se sont qu'imparfaitement développées ». L'instinct de reproduction se manifeste très souvent avec une grande puissance chez les imbéciles et même chez certains idiots. Outre la masturbation, ils se rendent de temps en temps coupables de viols ou pratiquent le sodomisme.

Félix Voisin, nous allons le voir, englobe les imbéciles parmi les idiots. Dans son premier groupe, il place les êtres à existence uniquement négative, chez qui la respiration et la digestion sont les deux seules fonctions apparentes.

Leurs sens sont ouverts, mais ne transmettent pas les impressions du monde extérieur. Pas de manifestation de la faim ni de la soif ; ni attention, ni perception : en un mot, aucune intelligence.

Puis, viennent des êtres aux penchants inférieurs fortement développés, tandis que leurs facultés intellectuelles et leurs sentiments normaux existent à peine. Cette catégorie est formée de sujets dangereux pour autrui et pour eux-mêmes.

Au-dessus, se trouvent des individus atteints partiellement dans l'ensemble de leurs facultés : ils possèdent en partie les sentiments moraux, en partie aussi les facultés de compréhension et de perception. Ils peuvent être éducables. Viennent enfin des *idiots* plus proches encore de l'homme ordinaire, bien qu'avec des facultés supérieures incomplètes. Ils ont quelques sensations passagères et quelques vagues sentiments.

La classification de Félix Voisin est très clinique, pleine de détails, mais malgré tout incomplète.

Il y a, en somme, pour cet auteur, des idiots complets et des idiots incomplets. Nous ne voyons nullement figurer les imbéciles dans les groupes décrits par lui. Il ne fait pas des imbéciles une classe particulière, mais les considère comme des idiots partiels, privés de quelques facultés supérieures.

La classification donnée par Morel (1) est d'une simplicité beaucoup plus grande que celle de Félix Voisin. Nous y voyons reparaître les trois divisions déjà énoncées par Séguin :

Premier rang : Les *faibles d'esprit*, sujets qui, bien que présentant des facultées intellectuelles assez distinguées, sont dépourvus de jugement et ne savent point diriger leur vie. Nous reconnaissons ici les *débiles* dont nous avons déjà parlé.

Deuxième rang : Les *imbéciles*.

Troisième rang : Les *idiots*.

Dans cette division n'entrent donc que les types généraux, les types apparents ; point de différences de détails. Une classification très minutieuse des débilités mentales est toujours plus compromettante, car les divers individus ne se ressemblent guère. Les symptômes sont souvent très différents pour une même lésion anatomo-pathologique ou un même aspect extérieur des sujets. « En établissant une classification d'après les symptômes de l'idiotie, dit M. Thulié (2), on fait une œuvre vaine, parce qu'ils varient avec chaque malade et se groupent dans presque tous les cas d'une façon très différente... Une classification n'est bonne

(1) Morel. *Traité théorique et pratique des maladies mentales*, 1857.
(2) Thulié. *Dressage des jeunes dégénérés*, Paris, 1900.

que lorsque tous les objets renfermés dans une même classe sont identiques dans tous les cas ; pour qu'elle soit utile, il faut que l'énumération des similitudes et des différences soit complète ».

L'échelle établie par Morel est généralement adoptée : par sa simplicité et sa clarté, elle donne une conception plus nette des débilités mentales et marque vraisemblablement un nouveau progrès dans leur étude.

Marcé (1) médecin de Bicêtre, adopte les trois divisions de Dubois d'Amiens, en y ajoutant toutefois : les *enfants arriérés* « dont le développement intellectuel, sans s'arrêter jamais complètement, s'opère avec une extrême lenteur ». C'est une définition analogue à celle déjà donnée par Séguin.

De plus, Marcé admet un cinquième groupe, celui des *intelligences anormales.* Morel rangeait celles-ci à juste titre, parmi les aliénés héréditaires et les considérait comme des dégénérés. « Ces sujets se font remarquer par un manque complet d'équilibre dans leurs fonctions intellectuelles. Ils ont parfois des qualités brillantes et des aptitudes distinguées..., mais ils manquent de direction et de suite dans les idées... Ils présentent de l'incohérence de leurs actes et offrent de la faiblesse du jugement ». A ces anormaux, le sens moral fait souvent défaut, de sorte qu'ils commettent le bien et le mal sans discernement.

Marcé nous donna une bonne définition de l'idiotie, définition qui, la première, fit allusion à l'anatomie pathologique. Marcé envisage l'idiotie comme un arrêt de développement de l'intelligence lié à un vice congénital ou accidentel

(1) Marcé. *Traité pratique des maladies mentales,* 1862.

de l'encéphale. Depuis Marcé, en effet, on considère l'idiotie comme produite par un arrêt dans l'évolution anatomique du cerveau.

Nous allons maintenant quitter un instant la France pour mentionner un aliéniste de Zurich, Griesinger qui, en 1865, c'est-à-dire vers l'époque de Marcé, fit paraître un *Traité des Maladies mentales*. Nous y retrouvons l'expression de Pinel. Sous le nom d'*idiotisme*, Griesinger englobe tous les états d'arriération mentale et les définit : une faiblesse intellectuelle présentant deux degrés (1) :

1° Les cas graves où l'intelligence est nulle ;

2° Les cas légers où il y a seulement, d'après lui, faiblesse intellectuelle due à une simple anomalie fonctionnelle du cerveau et non à une lésion.

Griesinger, de plus, distingue deux formes dans l'idiotisme : La forme apathique, c'est-à-dire torpide ou stupide, et la forme versatile, c'est-à-dire agitée.

Les opinions de cet auteur n'ont, on le voit, qu'un intérêt assez médiocre et, après lui, nous nous retrouvons en France, à une époque plus récente.

Luys, en 1881, divise les débilités mentales en deux grands groupes (2) :

Le groupe des *imbéciles* qui comprend les enfants arriérés et les imbéciles proprement dits.

Le groupe des *idiots*.

« Tel individu, dit Luys, qui, à un moment donné, pouvait être classé parmi les enfants arriérés peut, sous l'influence d'une mauvaise direction ou de l'abandon, tomber dans la région des imbéciles ou des idiots, et tel autre,

(1) Griesinger. *Traité des maladies mentales*, 1865.
(2) Luys. *Traité des maladies mentales*, 1881.

inversement, classé pendant plusieurs années parmi ces derniers peut, par des soins assidus et intelligents ou par des modifications naturelles survenues dans l'intimité de son cerveau, franchir plusieurs degrés et s'élever au-dessus du niveau de son point de départ ».

« Tous ces types, continue-t-il, se raccordent les uns avec les autres comme les anneaux d'une même chaîne. Ils ont tous un caractère commun : l'arrêt plus ou moins accusé du développement des facultés mentales ».

Comme on le voit, Luys nous donne une division simple et séduisante, mais il a le tort de ranger les enfants arriérés parmi les imbéciles. Luys a, en effet, une tendance à rendre trop facile la transition entre les différentes catégories d'arriérés. Il met entre eux une séparation trop souple. Evidemment, il y a là une part de vérité : des débiles aux idiots, ce sont les degrés d'une même échelle, les différentes notes d'une même gamme.

Il ne saurait y avoir de transition brusque entre les différents types, mais il ne faut cependant pas leur donner des limites trop élastiques. Nous pensons, avec notre maître, M. le Dr Blin, qu'idiots, imbéciles et débiles forment trois types cliniques différant un peu quant à leur symptomatologie et beaucoup quant à leur pronostic. Mais il y a, à la limite de ces différents états, des cas mal caractérisés, sur lesquels, malgré toute la sagacité diagnostique, on ne saurait se prononcer, ni pour le présent, ni pour l'avenir. Ce sont ces cas douteux entre l'idiotie et l'imbécillité, entre l'imbécillité et la débilité, en d'autres termes, ces cas limitrophes qui souvent donneront des surprises. Tel enfant, pris d'abord pour un imbécile, s'améliorera dans la suite et, sous l'influence de l'âge et du traitement, deviendra presque normal. Tel autre, jugé dès l'abord très améliorable, ne donnera que des résultats insignifiants, malgré les soins et la persévérance de ses éducateurs. C'est là, croyons-nous, le fait de cas mal classés, de cas douteux. Ces cas existent d'ailleurs, dans toute la pathologie et viennent redresser plus tard une erreur inévitable de diagnostic.

Avec M. Blin, nous pensons que pour les types nettement caractérisés, il ne saurait guère y avoir de transition de l'un à l'autre et que l'idiot restera le plus souvent, quoiqu'on fasse, un être anormal et inférieur, que l'imbécile, sous l'influence de l'éducation, pourra devenir apte à certains travaux manuels, mais avec une direction constante de ses actes, que le débile enfin pourra donner les résultats les plus satisfaisants et, dans un grand nombre de cas, devenir une unité sociale.

Après Luys, nous arrivons à Schule (1), qui donne une classification des arriérés basée sur l'anatomie et la généalogie. Il admet :

Une idiotie profonde, incurable.

L'imbécillité qui, d'après lui, est améliorable ; elle comporterait deux degrés : l'imbécillité profonde et l'imbécillité moyenne.

Vient ensuite l'œuvre d'un auteur en qui nous retrouvons les trois divisions de Morel.

Le docteur Chambard (2), nous donne, en effet, la même classification si bien fondée : idiotie, imbécillité, débilité mentale. Il nous montre, en même temps, le lien qui existe entre ces trois états : « L'idiotie est aux fonctions intellec-

(1) SCHULE. *Traité clinique des maladies mentales*, 1888.

(2) CHAMBARD. *Dictionnaire encyclopédique des Sciences médicales*, Articles *Idiotie* et *Imbécillité*.

tuelles et morales ce que la surdi-mutité est à la fonction du langage : elle ne diffère donc que par le degré de l'imbécillité et de la simple débilité mentale ». Mais M. Chambard établit néanmoins et à juste titre, l'individualité de ces trois types d'arriérés. « Si l'idiotie et l'imbécillité sont des lésions fonctionnelles de même origine et s'il est permis au plus intelligent des idiots de prétendre à la place du dernier des imbéciles, il n'en existe pas moins, entre les individus qui occupent des situations un peu éloignées dans la série, des différences propres à justifier, en clinique, une certaine distinction. Chez l'idiot, en effet, toutes les fonctions psychiques : intellectuelles, morales et affectives, sont arrêtées dans leur développement à peu près au même niveau et à un niveau fort bas ; chez l'imbécile, elles sont plutôt dissociées et, tandis que les unes, les fonctions coordinatrices, dont l'ensemble constitue la raison des psychologues, sont absentes ou rudimentaires, d'autres, les fonctions imaginatives, ont acquis un développement assez considérable, voire même exceptionnel ».

Luys confondait, nous l'avons vu, les arriérés parmi les imbéciles. M. Chambard les désigne sous le nom de *débiles* et les sépare nettement des imbéciles. « C'est avec raison, dit-il, que les cliniciens séparent nettement des imbéciles proprement dits les débiles qui, pour la plupart, vivent en liberté dans le monde et dont quelques-uns, doués de facultés spéciales plus ou moins remarquables, en imposent aux badauds et acquièrent, dans les lettres, les arts, la politique, plus rarement, il est vrai, dans les sciences, une vogue imméritée ».

Au-dessus des débiles, Chambard place, avec raison, les *dégénérés supérieurs* décrits par Magnan.

Chambard nous dit aussi que l'idiot est très peu perfectible et entièrement incapable de se suffire à lui-même ; le débile, au contraire, doué de facultés assez développées, quelquefois même assez brillantes, est en état, non seulement de gagner sa vie, mais encore de faire quelque figure dans le milieu où il est placé. L'imbécile tient le juste milieu entre l'idiot et le débile.

L'auteur ajoute que l'imbécile n'est pas éducable ou l'est à peine.

Nous ne saurions que nous rallier aux idées contenues dans le travail de M. Chambard.

Cependant, si nous y voyons nettement une réaction contre le terme imbécile appliqué aux débiles, nous n'en voyons pas aussi clairement en ce qui concerne le terme idiot appliqué à l'ensemble des débilités mentales.

M. Chambard a, en outre, avec beaucoup de raison, signalé les pseudo-débilités de l'esprit (1), « cas dans lesquels le terrain, inculte aussi, mais nullement stérile, n'attend, pour produire, que la semence et de bonnes conditions de germination ». Il en reconnaît trois formes :

La *surdi-mutité*.

Le *sauvagisme*. — C'est l'état dans lequel se trouvent nos paysans dans beaucoup de provinces arriérées. Leur mentalité emprunte nombre de caractères à l'animalité.

L'*abrutissement scolaire* qui, malheureusement, est encore de notre époque. Il désigne l'état des enfants dont le caractère est mal compris par des maîtres inhabiles et incompétents et qui ne progressent pas dans leurs classes

(1) CHAMBARD, *loc. cit.*

par suite du découragement dans lequel les tiennent des professeurs indignes de ce nom.

Dans les leçons de Ball, sur les maladies mentales, nous ne trouvons mentionnés que des imbéciles et des idiots.

Ball (1), divise les idiots en automatiques, c'est-à-dire réduits à la vie végétative, et en spontanés, c'est-à-dire ayant conservé quelques parcelles d'intelligence et manifestant une volonté propre.

Dans le traité publié par M. Dagonet, nous voyons de nouveau toutes les débilités mentales groupées sous le nom général d'idiotie.

M. Dagonet (2) admet quatre degrés :

La *simplicité d'esprit.*

L'*imbécillité* (d'Esquirol), dans laquelle les individus sont généralement bien conformés, mais leurs facultés sont extrêmement bornées.

L'*idiotie proprement dite* (d'Esquirol), caractérisée par un défaut d'intelligence et de sensibilité en rapport avec des vices d'organisation assez prononcés.

L'*automatisme* (de Dubois d'Amiens), où il y a absence complète de facultés et d'instincts, coïncidant avec des vices d'organisation en général très prononcés.

M. Dagonet accorde, dans les définitions de ces différents états, une place très grande aux vices de forme extérieure et à l'altération du squelette primordial.

Voyons maintenant les opinions du professeur Krafft-Ebing (3), de Vienne. Il ne mentionne que des imbéciles et des idiots, à savoir :

(1) Ball. *Leçons sur les maladies mentales*, 1890.
(2) Dagonet. *Traité des maladies mentales*, 1847.
(3) Krafft-Ebing. *Traité de psychidtrie*, 1897.

L'idiotie, où la formation des conceptions abstraites (notions et jugements), manque entièrement et avec elle les mots qui y correspondent.

L'imbécillité, où cette formation existe quelque peu, mais sans jamais atteindre à la hauteur et à l'ampleur qu'on rencontre chez la moyenne des hommes normaux.

Krafft-Ebing distingue en outre : les *idiots moraux*, congénitaux et acquis. Son pronostic est sans espoir pour les congénitaux, mais moins mauvais pour les idioties morales acquises ou symptomatiques.

Nous arrivons enfin, avec la thèse de M. Sollier, aux contemporains les plus consultés et les plus cités pour tout ce qui concerne les états inférieurs de l'intelligence.

« L'idiotie, dit M. Sollier (1), est une affection cérébrale chronique à lésions variées caractérisée par des troubles des fonctions intellectuelles, sensitives et motrices, pouvant aller jusqu'à leur abolition, presque complète, et qui n'emprunte son caractère spécial, particulièrement en ce qui concerne les troubles intellectuels, qu'au jeune âge des sujets qu'elle frappe ». D'après cette définition, l'idiotie ne s'écarterait de la démence qu'en raison de la différence d'âge des individus atteints.

Comme la définition de Pinel, celle-ci n'établit pas assez nettement la distinction entre l'idiotie et la démence.

M. Sollier donne une nouvelle classification basée, cette fois, sur une des plus importantes facultés intellectuelles : l'*attention*. « L'attention, dit Sollier, est la condition première du développement des premières connaissances de l'enfant, de même elle est d'une utilité indiscutable dans

(1) Sollier. *Psychologie de l'idiot et de l'imbécile*, Thèse de Paris, 1891.

l'éducation et l'instruction ultérieures.... C'est pour cela que nous avons basé notre classification des *idiots*, tant au point de vue de leur état actuel que du pronostic à venir, sur le développement de leur attention ».

Dans les débilités mentales, toutes les facultés intellectuelles sont affaiblies, mais, pour M. Sollier, la faiblesse primitive de l'attention serait la cause du développement minime des autres éléments de l'intelligence. Voici la classification donnée par Sollier :

Idiotie absolue, caractérisée par l'absence complète et absolue de l'attention.

Idiotie simple, dans laquelle il y a faiblesse et difficulté de l'attention.

Imbécillité : il y a instabilité de l'attention. Cette classification est très ingénieuse et très attrayante. Nous nous permettrons cependant de remarquer qu'elle ne répond point aux exigences de la pratique. Dans un diagnostic, comment pourra-t-on facilement mesurer une faculté de l'intelligence chez des sujets dont les facultés sont rudimentaires ! Ainsi que le dit M. Jules Voisin (1), il y a des idiots profonds qui sont attentifs, mais cette attention n'est portée que sur un seul point et ne suscite aucune comparaison, aucune association d'idées. On voit, en effet, nombre d'enfants arriérés prêter une attention grande et soutenue aux leçons qu'on leur fait ou à la conversation que l'on tient avec eux, et cependant ne pas comprendre aussi bien et se perfectionner moins rapidement que d'autres chez qui l'attention semble plus fugace et moins tendue mais qui apprennent comme en se jouant. Il nous semble donc que

(1) Jules VOISIN. *L'idiotie*, 1893.

l'enfant ne comprendra pas, malgré son attention, si son entendement, son récepteur en d'autres termes est défectueux. De même, un mauvais ouvrier ne pourra faire un bon travail malgré les qualités de son instrument.

D'autre part, fixer son attention est un acte de volonté, car l'attention est la conséquence de la sensibilité qui, suivant l'attraction ou la répulsion qu'elle provoque, suscite ou non l'attention. En dernière analyse, ni nous prenons l'attention pour base unique, nous en revenons aux conceptions de Séguin qui incriminait la volonté.

M. Sollier distingue, cependant, deux formes d'attention : l'une spontanée, naturelle ; l'autre volontaire, artificielle. « La première, dit-il, est la forme véritable, primitive, fondamentale de l'attention. La seconde est le résultat de l'éducation. C'est de la première que nous devons surtout nous occuper, puisque sans elle, la seconde ne saurait exister ». A cette distinction de deux sortes d'attention, M. Thulié (1), objecte que l'attention spontanée ou artificielle est toujours volontaire. Cette attention volontaire se porte sur des objets de plus en plus élevés, à mesure que l'intelligence s'élève et que les désirs s'appliquent à des choses plus intellectuelles. Mais, c'est toujours la volonté qui fixe l'attention.

M. Sollier établit aussi le pronostic de l'*idiotie* sur l'attention : « Chez les idiots simples on peut rencontrer une attention spontanée capable d'être développée et même transformée en attention volontaire. En d'autres termes, les idiots simples sont éducables, tandis que les idiots profonds ne le sont pas et cela tient uniquement à la présence ou à l'absence d'attention ». A cela, M. Thulié répond que si les

(1) Thulié. *Loc. cit.*

idiots profonds ne sont pas éducables, c'est parce que leur cerveau est défectueux. Ces défectuosités anatomiques entraînent l'absence de perception, de mémoire, par conséquent d'appétence et de volonté et, par cela même, l'absence d'attention.

Dans sa classification comme dans sa belle étude psychologique de l'idiot et de l'imbécile, M. Sollier ne parle pas des débiles. Il n'emploie que le mot idiotie pour désigner les idiots proprement dits et l'ensemble des arriérés.

M. Jules Voisin, dans ses *Leçons sur l'idiotie*, groupe également sous le nom d'idiots tous les arriérés. Il en reconnaît quatre catégories (1).

I. — L'*idiotie complète*, absolue, congénitale ou acquise qui comporte deux degrés :

a) Les anencéphales et ceux qui n'ont même pas l'instinct de conservation ;

b) Ceux qui ont l'instinct de conservation et certaines habitudes.

Ces deux degrés sont incurables.

II. — L'*idiotie complète*, congénitale ou acquise, qui comprend aussi plusieurs échelons, suivant l'existence, l'absence et l'étendue de certaines facultés intellectuelles, sensitives ou motrices. Elle est susceptible d'amélioration.

III. — L'*imbécillité* congénitale ou acquise : existence rudimentaire de toutes les facultés intellectuelles, instinctives ou morales ; perversion ou instabilité de ces facultés.

IV. — La *débilité mentale* caractérisée par la faiblesse ou le défaut d'équilibre des facultés. Ce sont tantôt les cen-

(1) Jules Voisin. *L'idiotie*, 1893.

tres moteurs, tantôt les centres sensitifs, tantôt les centres sensoriels qui ont la suprématie dans les excitations. Quand l'un de ces centres domine sans être contrebalancé par les autres, on a soit un moteur, soit un sensoriel, soit un sensitif.

L'idiotie crétinoïde, dit M. Jules Voisin, forme une classe à part, le myxœdème ou cachexie pachydermique. Elle doit rentrer dans le cadre de l'idiotie incomplète acquise.

La classification de M. Voisin repose sur les instincts, les sentiments avec plus ou moins de facultés intellectuelles ; son ensemble est donc très rationnel. Des auteurs lui reprochent néanmoins d'entrer dans des détails trop vagues : « certaines habitudes, certaines facultés intellectuelles, sensitives ou motrices ». L'insuffisance de précision est malheureusement presque impossible à éviter lorsque, dans une classification des débilités mentales, on cherche à décrire trop de genres différents parmi des individus si peu ressemblants entre eux. M. J. Voisin nous présente les idiots incomplets de Belhomme comme susceptibles d'amélioration et de travaux manuels ; ils peuvent ainsi devenir des imbéciles, mais des imbéciles à caractères particuliers, différents de ceux des imbéciles d'emblée. Ces derniers sont, en effet, instables et imaginatifs, tandis que les autres sont calmes et routiniers et agissent surtout par habitude.

M. Magnan nous a donné une très remarquable division des débilités mentales dans sa classification des dégénérés (1), Il distingue :

1° Les déséquilibrés de l'intelligence.

a) Le plus inférieur est l'idiot. Ce malade reste confiné

(1) Magnan. *Leçons cliniques sur les maladies mentales.* Paris, 1897.

dans sa moelle. Ses centres sensitifs sont eux-mêmes à peine développés. Ses perceptions sont presques nulles, ses acquisitions très rares. M. Magnan divise les idiots en :

Idiots spinaux.

Idiots spinaux-cérébraux postérieurs.

b) Les faibles d'esprit, les débiles, les arriérés.

Les débiles les plus inférieurs sont appelés imbéciles ou spinaux-cérébraux antérieurs.

c) Les dégénérés supérieurs ou cérébraux antérieurs.

Cette première catégorie (*a*, *b*, *c*,) reproduit, en somme, les divisions de Morel.

2e catégorie. — Magnan y range les déséquilibrés de la sensibilité, les émotifs. On les a appelés aussi les *fous moraux*.

3e catégorie. — Formée par les impulsifs, désiquilibrés chez lesquels la volonté paraît plus spécialement atteinte.

Les dégénérés de la première catégorie présentent souvent les phénomènes pathologiques rencontrés dans deux autres catégories.

La classification de M. Magnan monte, on le voit, plus haut que celles que nous avions étudiées jusqu'ici. Elle accorde une large place aux individus les plus élevés de l'échelle des dégénérés, ceux qui, précisément, sont les plus intéressants par les délires à mise en scène rapide qu'ils peuvent présenter et pour lesquels, d'après Magnan, ils sont un terrain toujours préparé.

Nous voici arrivés à l'œuvre si connue du Dr Bourneville sur les enfants arriérés, œuvre qui, à juste titre, fait autorité à notre époque. Nous ne parlerons pas de l'anatomie pathologique, patiemment édifiée par de laborieuses recherches, mais nous arriverons immédiatement au diagnostic, puisque c'est le point que nous avons en vue.

La définition donnée par M. Bourneville exprime la différence entre la démence et l'idiotie : « L'idiotie consiste en un arrêt de développement congénital ou acquis des facultés intellectuelles, morales et affectives, accompagné ou non de troubles moteurs et de perversion des instincts (1). « L'idiotie, dit encore M. Bourneville, est la conséquence d'un certain nombre de maladies de l'encéphale, de même que la démence symptomatique est l'aboutissant d'un certain nombre de maladies mentales ». Voilà donc l'idiotie bien caractérisée. Mais, nous constatons que M. Bourneville confond, lui aussi, sous la dénomination générale *d'idiots* tous les débiles mentaux et moraux.

Voici sa classification clinique (2) :

I. — *Idiotie complète, absolue* ou du premier degré : comprend des êtres purement végétatifs, gâteux et sans aucune manifestation intellectuelle.

II. — *Idiotie profonde* ou du second degré : la vie y est surtout végétative et les fonctions de relation très bornées. Il y a ici une lueur d'intelligence, une attention fugitive. La motilité, la marche et la préhension existent quelque peu. L'appétit est exagéré. Parfois méricisme, surtout pour les aliments de prédilection. Gâtisme encore absolu.

III. — *Imbécillité proprement dite :* Les facultés intellectuelles sont à un degré très incomplet. Attention fugace. Perversions des instincts. Parole défectueuse, langage borné.

(1) Bourneville. *Assistance et traitement des jeunes dégénérés.*
(2) Bourneville. *Traité de Médecine*, Brouardel et Gilbert, Article *Idiotie*.

Volonté sans énergie ; ces êtres subissent tous les entraînements.

IV. — *Imbécillité légère* ou arriération intellectuelle. Les facultés intellectuelles sont retardées et notablement au-dessous des facultés des enfants du même âge. L'attention peut être fixée, au moins pendant quelque temps. Les mouvements, la marche, la préhension et la sensibilité sont en général intacts. Les stigmates de dégénérescence sont moins nombreux et moins prononcés que chez les imbéciles et surtout chez les idiots.

V. — *Instabilité mentale*. Parfois simple, mais le plus souvent liée à l'imbécillité, à l'arriération intellectuelle. Mobilité physique exubérante et mobilité intellectuelle. Impulsions subites.

VI. — *Imbécillité morale*. — Cauchemars. Colères. Instabilité et perversion des instincts. Souvent crédulité à l'excès envers ceux auxquels ces enfants s'abandonnent et qui les dominent. Egoïsme. Devancent sexuellement leur âge, d'où impulsions génitales qui les rendent dangereux. Leurs facultés intellectuelles peuvent être absolument intactes : leur défectuosité intellectuelle ne constitue qu'un caractère secondaire. Les stigmates de dégénérescence physique sont quelquefois tout à fait absents.

M. Bourneville nous donne ensuite une autre classification, à un point de vue pédagogique

Il distingue alors :

Les idiots complets ;

Les idiots intellectuels (idiots profonds, imbéciles et arriérés) ;

Les idiots moraux, appelés dans la classification clinique imbéciles moraux et que nous désignerons plus tard sous le nom de débiles moraux. M. Bourneville a aussi décrit et délimité l'idiotie myxœdémateuse : il réunit sous ce nom la plupart des cas connus de crétinisme sporadique d'origine thyroïdienne.

Dans son livre sur le *dressage des jeunes dégénérés*, M. Thulié adopte la classification de M. Bourneville. Il nous donne une définition de l'idiotie qui caractérise très bien cet état, en s'inspirant à la fois de la clinique et de l'étiologie : « L'idiotie est un arrêt de développement de l'encéphale qui peut se produire soit dans la vie intra-utérine, soit après la naissance, et avoir pour cause l'hérédité ou une maladie quelconque. Cet arrêt de développement est caractérisé par l'absence ou la diminution des fonctions intellectuelles, affectives, sensitives et motrices, accompagnée ou non de perversion des instincts ». La doctrine de la *synostose prématurée*, défendue par Virchow, et d'après laquelle les lésions cérébrales constatées dans ces cas relèveraient d'une soudure trop hâtive des os de la convexité crânienne, est tombée devant celle des *encéphalopathies infantiles* de Brissaud qui incrimine non plus l'enveloppe crânienne, mais des processus inflammatoires et des arrêts de développement de la substance cérébrale. Enfin, à notre époque, M. Joffroy, dans ses cliniques psychiatriques, insiste sur les aptitudes morbides et sur ce fait que l'échelle des dégénérés est la pépinière des maladies mentales et des névroses, le terrain nécessaire et indispensable pour le développement de ces affections. Mais, revenons au diagnostic et voyons la classification dans un auteur tout à fait récent, M. Rogues de Fursac (1).

(1) Rogues de Fursac, *Manuel de psychiâtrie*. Paris, 1903.

Nous y trouvons adoptée la division de M. Sollier, basée sur le degré d'attention, mais complétée par la *débilité mentale.*

M. Rogues de Fursac ne désigne plus, comme MM. J. Voisin et Bourneville, l'ensemble des états intellectuels inférieurs sous le nom général *d'idiotie,* mais sous celui *d'arriérés,* bien préférable à notre avis. L'auteur étudie ces états sous le titre *Arrêts de développement* et il en distingue deux sortes :

1° Un arrêt de développement général, qui frappe l'ensemble des fonctions psychiques (idiotie, imbécillité, débilité) ;

2° Un arrêt de développement à peu près exclusivement limité à la sphère morale (folie morale), dans lequel existe un égoïsme profond servi par une indifférence absolue pour le bien et pour le mal.

M. Rogues de Fursac adopte donc la classification de Morel qui fut aussi celle de Séguin, et plus tard, celle de Magnan et de Chambard. On voit tout d'abord, d'après cette énumération, combien grande est la variabilité, selon les auteurs, des termes employés pour désigner les différents états d'arriération intellectuelle, et surtout combien sont pauvres et mal mis en relief les éléments d'un diagnostic différentiel. Cette divergence dans la terminologie, cette insuffisance de procédés fixes d'examen et de diagnostic ont pour effet, ainsi que nous avons fréquemment l'occasion de le constater, de jeter la confusion et le malentendu, non seulement dans l'esprit du débutant qui consulte les traités, mais encore dans la pratique mentale de chaque jour.

Combien d'enfants nous arrivent, à la Colonie de Vaucluse, présentés par des certificats absolument disparates. Tel enfant, disait déjà M. Blin l'année dernière, dans la

Revue de psychiatrie, tel enfant qualifié imbécile par un premier certificat, est appelé idiot sur un second, débile sur un troisième, dégénéré sur un quatrième (1). Il suffit de compulser quelques dossiers d'enfants de la Colonie pour recueillir presque autant de diagnostics divergents. Nous voyons ainsi le jeune R..., 12 ans, entrer avec un certificat de : Débilité mentale avec perversions instinctives, et un autre d'idiotie congénitale.

Pour un autre enfant, le jeune D..., 14 ans, les certificats portent, l'un : Débilité mentale avec épilepsie ; l'autre imbécillité avec épilepsie.

Pour le jeune R..., 13 ans, nous relevons sur un premier certificat : Idiotie complète, suite de méningo-encéphalite.

Et sur un second : Débilité mentale avec indifférence, mutisme. Méningite à deux ans.

Les certificats du jeune C..., 10 ans 1/2 portent, l'un : Imbécillité, démarche ataxique.

Et l'autre : Arriéré, ataxie locomotrice.

On pourrait en citer ainsi un très grand nombre. Il serait donc nécessaire d'adopter une terminologie unique et une classification clinique définitive.

De cette façon, il n'y aurait plus matière à confusion et l'on pourrait comparer entre elles les statistiques.

Nous n'avons nullement la prétention de vouloir réformer les classifications établies jusqu'ici ; qu'il nous soit cependant permis de formuler à ce sujet une opinion et de désigner le classement que nous adopterions de préférence.

La classification qui nous semble le plus apte à éviter les confusions et qui, par sa simplicité, présente un caractère

(1) Blin. Les débilités mentales. *Revue de psychiatrie*, août 1902.

éminemment clinique est celle que M. Blin a récemment adoptée dans un article sur les débilités mentales (1).

Au plus bas degré de la hiérarchie intellectuelle, nous placerons ainsi *l'idiot complet*.

Au-dessus de lui, *l'idiot profond*.

A l'échelon suivant, *l'imbécile*.

Au-dessus de l'imbécile, le *débile mental* proprement dit.

Enfin, occupant le degré le plus élevé, le *dégénéré mental* proprement dit ou dégénéré supérieur de Magnan.

C'est dans cette dernière catégorie que se placent ceux que nous appellerons encore les *débiles moraux*, nommés par M. Bourneville idiots ou imbéciles moraux. Ces débiles moraux, très nombreux à la Colonie de Vaucluse, sont des enfants d'une intelligence normale et même parfois supérieure à la moyenne, mais vicieux et corrompus. Le Dr Motet les appelle des êtres instinctifs et les compare à de la cire molle, tant ils subissent facilement les influences bonnes ou mauvaises du milieu où ils sont placés. Ces enfants ont une tare héréditaire comme tous les dégénérés, mais ils peuvent être, aussi bien que les arriérés intellectuels, des dégénérés acquis. Sur ce sol mental, préparé par la dégénérescence, est venu agir l'influence d'un milieu social vicieux.

C'est ainsi que ces enfants nous arrivent, à la Colonie, arrêtés pour vols, tentatives d'incendie, d'homicide même. Chez certains d'entre eux, l'impulsion est devenue si vive qu'elle en fait des pyromanes, des kleptomanes, etc.

D'autres, sont coléreux, violents, indisciplinés, pédérastes,

(1) Blin. *Loc. cit.*

et ne peuvent être conservés ni dans leurs familles, ni dans les écoles où ils sèment le désordre et le mauvais exemple en même temps qu'ils refusent de s'instruire.

Ces enfants ne sauraient, selon nous, être appelés idiots. Ils donnent, sous l'influence du traitement médico-pédagogique, les plus heureux résultats. Ils sont amenés ainsi au certificat d'études et l'on en ferait, si on le voulait, des bacheliers et des élèves pour les écoles du Gouvernement.

Nos débiles moraux ainsi caractérisés et notre hiérarchie étant établie, comment allons-nous désigner l'ensemble de nos cinq états d'arriération? Le mot *idiot* a, dans notre langue, un sens trop péjoratif, pour comprendre tous les degrés de l'échelle ; il éveille dans notre esprit un état d'infériorité trop grande. De fait, c'est presque un déshonneur pour un débile moral, que d'être appelé pathologiquement un idiot. Ces enfants, perfectibles pour la plupart, guérissables même, sont des sujets absolument autres que les êtres dégradés à qui l'on donne justement le nom d'idiots. On n'est pas tenté de refuser aux débiles la dénomination d'hommes ; l'idiot, lui, n'a que la forme et les apparences de l'homme.

Il vaudrait donc mieux, selon nous, réserver le terme d'idiot pour les deux échelons les plus inférieurs de notre classification, en raison de l'impression très désavantageuse qu'éveille ce mot dans l'esprit. La Colonie de Vaucluse qui ne comprend que très peu de ceux que nous nommons idiots devrait être désignée sous le nom de *Colonie d'enfants arriérés* ; ce serait ainsi beaucoup plus juste et moins déshonorant, en quelque sorte, pour les enfants qui y ont été élevés.

A nos cinq groupes d'enfants arriérés, nous appliquerons

avec M. Blin, la dénomination de *débiles*, dont nous nous sommes déjà servis dans la critique de l'historique.

« Nous appellerons débilités mentales en général, dit M. Blin, les divers degrés d'arriération mentale, préférant le terme de débilité à ceux d'idiotie, d'imbécillité ou de dégénérescence, en ce sens qu'il a une étendue, une élasticité aussi grandes et que, d'autre part, s'adressant au terme le plus élevé des arriérés au lieu de s'adresser, comme le terme idiotie, à l'échelon inférieur, il présente pour l'emploi courant et général un sens moins péjoratif (1) ».

Bien que substituant, en somme, un mot à un autre, nous pensons que le terme « débile » prête cependant moins à confusion que le terme « idiot ». Avec la désignation d'ensemble d'*idiots*, nous voyons des auteurs parler d'une idiotie légère assez voisine de l'état normal, puis plus loin dire, en nous faisant un tableau de l'idiot, que tout en lui respire l'abrutissement, la stupidité.

Notre terme de débilités mentales, dit M. Blin, « nous ne l'employons d'ailleurs qu'à défaut d'un terme nouveau, d'un usage ordinaire moins courant en même temps que d'une signification plus précise, qu'il nous paraîtrait utile de trouver (2) ».

M. Toulouse, dans sa classification des maladies mentales, emploie le terme de « méiopsychies » pour désigner tous les états de faiblesse intellectuelle continue, débilités psychiques ou démences.

M. Chambard se sert de l'expression *dysgénésies mentales* pour grouper les trois états d'arriération. Ce terme de dysgénésies, excellent pour désigner les cas congénitaux,

(1) BLIN. *Loc. cit.*
(2) BLIN. *Loc. cit.*

serait peut-être moins propre à caractériser les cas acquis. Voici donc, en résumé, l'échelle que nous adoptons :

Débilités mentales :
- Idiots complets.
- Idiots profonds.
- Imbécillité.
- Débilité mentale proprement dite.
- Dégénérescence mentale proprement dite (dégénérés supérieurs de Magnan).

Arrivons maintenant à l'importante question du diagnostic. Celui-ci n'étant pas indiqué dans les auteurs, chacun a son procédé particulier. Ces procédés se résument, en somme, à quelques questions posées à l'enfant auxquelles se joint l'examen physique et l'observation de quelques jours. Ainsi que nous l'avons vu pour la différence des nomenclatures, celle des procédés entraîne forcément aussi des divergences dans les diagnostics. Il arrive ainsi fréquemment qu'un premier diagnostic porté dès l'entrée d'un arriéré dans un service se trouve infirmé par celui de la quinzaine.

Il serait donc plus commode d'avoir une méthode d'examen qui permettrait de classer le débile, dès son entrée, dans une des catégories énumérées. L'aliéniste procéderait de cette façon, comme le médecin d'hôpital au lit du malade et tirerait, d'un examen de quelques instants, son diagnostic et son pronostic.

Une méthode rapide d'examen devient plus nécessaire encore si l'on envisage la question au point de vue du pronostic. La famille s'inquiète, en effet, de l'avenir réservé à son enfant en le présentant au médecin. Spécialiste ou non, ce dernier est requis de se prononcer après un entretien de quelques minutes. La chose serait, il nous semble, beaucoup plus aisée, s'il existait un procédé dispensant d'une longue observation. Et si nous insistons sur la question du diagnostic précis de la catégorie mentale dans laquelle on pourra placer l'arriéré, c'est que le diagnostic comporte du même coup un pronostic, question fort importante pour le malade comme pour sa famille. En effet, l'idiot complet restera toujours l'idiot complet ou à peu près.

L'idiot profond, malpropre et abruti, incapable souvent de marcher et de manger seul, pourra, par le traitement médico-pédagogique de M. Bourneville, devenir à peu près propre et même rendre quelque service par son travail.

Néanmoins, l'idiot, complet ou profond, restera toujours une charge pour la société ou pour sa famille.

L'imbécillité comporte un pronostic moins sombre. Sous l'influence du traitement médico-pédagogique, l'imbécile acquerra quelque peu d'éducation psychologique et surtout une éducation manuelle suffisante pour lui permettre de rendre quelques services appréciables dans les travaux des champs. Quelquefois même, une amélioration plus prononcée permettra de le rendre à sa famille, où il pourra participer, dans une certaine limite, à la vie sociale, mais avec une direction et une surveillance constante de ses actes. L'imbécile, il ne faut pas l'oublier, est un être aux instincts souvent pervers, être malfaisant et vaniteux, ou pour mieux dire avec M. Sollier, un être antisocial. Utilisable à l'intérieur d'un asile, il ne pourra jamais se diriger si on le livre à lui-même et sera, dans ce cas, dangereux pour la société.

Quant aux débiles proprement dits, ils sont ceux que le traitement médico-pédagogique améliorera au point de les ramener souvent presque à l'état d'hommes normaux.

Malheureusement, quelques-uns d'entre eux restent, par leur instabilité, incapables de se diriger seuls dans la vie et, s'ils n'ont pas une famille qui puisse les surveiller au dehors, ils resteront, eux aussi, à la charge de la société.

Cette question du pronostic a été bien comprise par les aliénistes allemands. Ils ont, en effet, établi à ce point de vue, une division médico-pédagogique des débiles, assez analogue à celle donnée par M. Bourneville. Leur division comprend des inéducables (Erziehùngsùnfæhig) : ce sont nos deux catégories d'idiots et une partie des imbéciles ; des éducables (Erziehùngsfæhig). Parmi ces derniers, il y a : ceux qui sont susceptibles d'instruction (Bildùngsfæhig) : ce sont les dégénérés et une moitié de nos débiles proprement dits ; et ceux qui ne peuvent apprendre qu'un travail manuel (Beschæftigùngsfæhig) qui comprennent la majorité des imbéciles et l'autre moitié de nos débiles (1).

On voit, par cet exposé, de quelle importance serait une méthode rapide, précise de diagnostic différentiel : c'est avec le but de tenter un essai dans ce sens que nous avons poursuivi nos recherches. Quelques tentatives du même ordre ont déjà été faites, au cours de ces dernières années ; nous aurons, dans le chapitre suivant, à les examiner et à juger quelle en est la valeur.

(1) Blin. *Loc. cit.*

CHAPITRE II

Les méthodes psychologiques. Leur application à l'étude des débilités mentales.

S'il n'existe, jusqu'à présent, de procédé clinique précis, uniforme, pour le diagnostic différentiel des diverses formes de débilités mentales, c'est que le problème est complexe. Etant donné que de la débilité proprement dite à l'idiotie il n'y a que des différences de degré, il s'agit, en somme, de procéder à une véritable mensuration intellectuelle.

Bien simplifiée serait la difficulté, si les débilités mentales pouvaient être révélées par un examen physique portant sur un ensemble de signes anatomiques et physiologiques. S'il en était ainsi, la question serait résolue depuis longtemps et des syndromes distincts existeraient pour chacune des catégories de débiles, comme ils existent pour les affections des organes autres que le cerveau. Malheureusement, dans les états d'arriération intellectuelle, l'examen somatique ne peut nous être que d'un secours assez minime et, en tout cas, ne peut servir de base à aucune méthode de diagnostic.

Quoi de plus variable, en effet, dans leur nombre et leur intensité que ces déviations du type normal, anatomiques et physiologiques, appelées stigmates de dégénérescence. Leur valeur, lorsqu'ils sont prononcés et en nombre, est incontestable, mais comment les mesurer et les comparer ? Nous savons, d'ailleurs, que ces anomalies dans l'architecture et le fonctionnement de l'organisme humain sont loin d'être toujours en rapport avec l'état intellectuel de l'individu. Il est fréquent de voir des enfants porteurs de tares physiques multiples, être susceptibles d'un développement presque normal de l'intelligence et inversement il n'est pas rare de voir des imbéciles et même des idiots être presque indemnes de stigmates physiques de dégénérescence. Les mensurations crâniennes, si elles donnent des indications précieuses, ne peuvent, elles non plus, servir de criterium pour juger de l'intelligence. Il y a encore beaucoup moins de rapports entre le tableau clinique d'une affection des centres nerveux (hémiplégie spasmodique infantile, diplégies, maladie de Friedreich, etc.) et l'état intellectuel créé, chez un enfant, par ses lésions.

Laissant donc de côté l'examen somatique, c'est à la psycho-physiologie que nous allons demander un moyen d'investigation.

En 1900, M. Simon, médecin-adjoint des Asiles, alors interne à la Colonie de Vaucluse, appliqua à l'examen des enfants arriérés une méthode déjà expérimentée par M. Binet pour l'étude de l'examen psychique des enfants normaux.

Cette méthode consistait surtout dans des expériences de copie. Par elle, l'éminent maître de l'École des Hautes-Études cherchait à distinguer de très petites différences d'aptitude mentale chez des élèves appartenant à une même classe et ayant reçu sensiblement le même degré d'instruction.

Il a constaté que les élèves copient à la fois d'autant plus de chiffres et de mots qu'ils sont plus intelligents; ou tout au moins, qu'il existe une relation entre le degré de l'intelligence et l'étendue des actes successifs de copie.

Ces mêmes expériences, M. Simon les appliqua donc aux enfants arriérés (1). Les épreuves ont consisté à faire copier d'abord une série de chiffres, puis deux phrases. On notait, pour chaque enfant, le nombre de chiffres copiés à chacun des actes de copie, ainsi que le nombre d'actes de copie.

Pour la copie de phrases, M. Simon notait aussi le nombre d'actes de copie nécessaires pour reproduire la phrase modèle. Il exprimait ensuite numériquement la façon de copier de chaque enfant en divisant par le nombre d'actes de copie exécutés par lui le nombre de mots dont se compose la phrase : il obtenait ainsi le nombre de mots copiés par acte de copie. M. Binet avait constaté que l'usage fait de leur mémoire par les enfants paraît être en rapport, jusqu'à un certain point, avec le développement intellectuel de chacun. M. Simon, dans son intéressant travail, a également constaté que les actes de copie deviennent d'autant plus nombreux que les choses copiées parlent moins à l'esprit, sont moins familières. Il en conclue : « Commode, courte, précise, la copie de phrase paraît donc constituer dès l'abord dans l'examen d'un enfant une bonne méthode de diagnostic de son développement intellectuel au moment même de l'expérience ».

Le procédé de M. Simon fait malheureusement appel exclusivement à l'instruction : il est tout à fait inapplicable aux enfants qui ne sauraient ni lire, ni écrire. Dans toute épreuve ayant pour but l'examen de l'intelligence, on se

(1) Simon. *Année psychologique*, 1900.

heurtera, il faut le reconnaître, à l'intervention nécessaire de l'instruction ; mais ici, elle est exclusive. Cependant, la méthode de M. Simon a sa valeur et il n'en demeure pas moins que, pour des notions aussi simples, les enfants examinés par lui présentaient entre eux de notables différences qui permettaient d'apprécier leur degré d'intelligence par rapport à deux moyens d'expression de la pensée.

Pour examiner d'une façon complète l'état intellectuel d'un enfant, il faudrait pouvoir explorer, l'une après l'autre, chacune de ses facultés. On ne peut étudier les facultés que dans leurs manifestations. La méthode expérimentale, que nous venons déjà d'apprécier par le procédé de M. Simon, a précisément pour but « de faire apparaître les phénomènes dans des circonstances déterminées à l'avance, de manière à rendre facile leur observation exacte et pour qu'on puisse même les mesurer (1) ». On arriverait peut-être à doser, pour ainsi dire, chaque faculté intellectuelle d'un sujet en recourant aux *mental test*, dont on s'est servi pour les études psychologiques en Allemagne et surtout en Amérique.

Des auteurs italiens, Guicciardi et Ferrari, ont essayé, en 1896, à l'Institut de Psychiâtrie de Reggio-Emilia, d'appliquer les tests à l'examen mental des aliénés. Leur méthode se composait de cinq tests mentaux roulant sur les mouvements, les phénomènes vaso-moteurs, l'attention, le jugement, l'imagination et l'association des idées, les sens du temps et de l'espace.

« Il n'est pas douteux, disait alors M. Binet dans l'*Année psychologique*, que cette méthode fera connaître

(1) Toulouse. L'évolution de la psychologie. *Revue de Psychiâtrie*, 1900.

bien des faits qui échappent à l'interrogatoire ordinaire que le médecin fait subir à son malade ».

Dans le même ordre d'idées, nous voyons plus récemment M. Masselon, élève de Sérieux, obtenir, dans sa thèse sur la *Psychologie des déments précoces*, de bons résultats de tests sur l'attention empruntés, pour la plupart, à M. Binet.

M. Binet, en effet, vulgarisa, en France, les études psychologiques au moyen de tests, et M. Toulouse nous a donné un beau modèle de leur emploi pour l'examen des diverses facultés de l'esprit, lorsqu'il écrivit l'observation médico-psychologique de Zola.

Mais, l'étude d'une intelligence entière au moyen des tests est longue. Relativement aisée lorsqu'il s'agit d'esprits cultivés et supérieurs, elle devient plus embarrassante et surtout plus laborieuse lorsqu'on a affaire à des sujets tels que ceux que nous avons en vue. Et d'autre part, c'est un procédé clinique avant tout qu'il nous faut. Les tests nécessitent des études psychologiques et une certaine habileté de la part de celui qui les emploie. Il faut pouvoir recommencer l'expérience autant de fois que cela est nécessaire. Il faut aussi que le sujet en expérience s'y prête et comprenne ce que l'on attend de lui par ces moyens. Les tests constituent, en somme, un excellent procédé de laboratoire, mais par contre, des épreuves trop laborieuses et surtout trop délicates pour être mises dans la clinique, entre les mains d'étrangers à la psychologie.

On peut encore examiner complètement l'état de l'intelligence d'un enfant en appréciant celle-ci sur tout ce qui concerne la vie courante, mais toujours en évitant, autant que possible, d'y mêler l'instruction, bien que l'abstraction des connaissances acquises soit, nous le verrons, à peu près irréalisable.

Un procédé étudiant l'intelligence dans ses manifestations habituelles, c'est-à-dire celles qui ont trait aux choses de la vie de chaque jour, nous paraît plus pratique. L'esprit de l'individu en expérience nous semble devoir être ainsi plus à l'aise, sur un terrain qu'il connaît mieux, et mieux enclin à répondre exactement. Les diverses facultés ne sont plus ainsi étudiées séparément, dans une dissociation expérimentale, nous pouvons dire même une dissection, mais dans leur ensemble, à propos de notions vulgaires et variées. La méthode nous apparaît ainsi avec un caractère tout à fait clinique.

Le moyen le plus commode pour promener ainsi un enfant à travers les choses qu'il fait, voit ou entend chaque jour est évidemment le procédé oral des questions et des réponses, constituant un interrogatoire défini, mais à la fois court et complet. De cette façon on peut espérer pouvoir passer en revue une longue série de notions diverses et juger l'état d'intelligence de l'enfant par la manière dont il comprend les questions et par la façon dont il répond (1).

Cette méthode de questionnaire est en usage depuis plusieurs années déjà dans un certain nombre de Sociétés américaines de psychologie pédagogique qui explorent ainsi le domaine de l'étude de l'enfant normal.

En 1895 a paru dans les revues de psychologie un questionnaire dû à Victor et Catherine Henri (2), dans le but de procéder à une enquête sur les premiers souvenirs de

(1) *L'Atlas-manuel de Psychiâtrie* par Weygandt et Roubinovitch, qui paraît au moment ou nous achevions ce travail, contient un chapitre traitant des débilités mentales. Nous y trouvons la division en : Idiotie, imbécillité et débilité et de plus, l'idée d'un *questionnaire* portant sur des notions de la vie courante, pour le diagnostic différentiel.

(2) *Année psychologique*, 1897.

l'enfance. Cet interrogatoire est composé de onze questions. C'est un essai tenté par les auteurs et dont ils relatent le résultat. 123 réponses leur ont été envoyées et leur ont ainsi révélé les points à remanier : ils ont vu, de ce fait, que quelques questions posées étaient inutiles alors que d'autres méritaient un plus grand développement. Néanmoins, ces auteurs ont, par leur tentative, obtenu des documents déjà très précieux sur la question des premiers souvenirs.

A Paris, la *Société libre pour l'étude psychologique de l'enfant,* fondée en 1899, sur l'initiative de M. Buisson, ancien directeur de l'enseignement primaire au Ministère de l'Instruction publique, étudie l'enfant au moyen de trois questionnaires roulant : le premier sur le sentiment de la colère chez les enfants ;

Le second sur les enfants indisciplinés et rebelles ;

La troisième sur les mensonges des enfants (1).

La méthode a été employée également par des professeurs de l'Université (2). C'est ainsi que nous voyons M. Chabot, professeur à la Faculté des Lettres de Lyon, faire, au moyen d'un questionnaire, une enquête pédagogique sur les matières d'enseignement préférées par les élèves. M. Georges Lefèvre, professeur à la Faculté des Lettres de Lille fit, par le même procédé, une enquête analogue relativement aux préférences des écoliers, sur un nombre considérable d'enfants du département du Nord. Quelques tentatives de ce genre pour l'examen des débiles intellectuels et moraux ont été faites déjà en Belgique et en Norwège, ainsi qu'à l'hospice de Bicêtre.

(1) *Année psychologique*, 1899.

(2) *Année psychologique* et *Revue pédagogique*, avril 1899.

Les docteurs Demoor et Daniel, médecins de l'Ecole d'enseignement spécial de Bruxelles pour enfants anormaux, se servent, à l'entrée de chaque sujet dans leur établissement, d'un mode d'examen déterminé pour les classer dans une des catégories suivantes : *Passifs, indisciplinés, Autoritaires*. Cette investigation, poussée sur des enfants que l'on ne peut conserver dans les écoles de normaux, ne se fait pas au moyen d'un questionnaire, mais consiste en recherches déterminées sur la vie scolaire antérieure, la constitution médicale, le caractère du visage, les sens, l'instinct et l'intelligence (1).

Cette méthode est analogue à celle qu'a instituée M. Bourneville dans son service de Bicêtre (2). L'observation très détaillée de chaque malade y est rédigée au moyen d'un plan d'examen dans lequel on explore successivement les antécédents héréditaires et personnels donnés par la famille, puis l'état actuel. Pour ce dernier une série d'indications très complètes et augmentées de définitions permet de faire collaborer le personnel infirmier à l'établissement du dossier médical de l'enfant. En Norwège, dans les deux asiles de Thorshaug et de Linderen, prés Christiania, on ne reçoit que les débiles et les dégénérés, c'est-à-dire les enfants susceptibles d'être instruits. Pour pratiquer cette sélection, on se sert d'un questionnaire imprimé qui doit être rempli en présence d'un médecin (1), M. Blin a bien voulu nous communiquer ce questionnaire spécial posé en Norwège pour

2) Dr Demoor et Daniel. Les enfants anormaux à Bruxelles, *Année psychologique*, 1900.

(2) Bourneville. *Recherches cliniques et thérapeutiques sur l'épilepsie, l'hystérie et l'idiotie pendant l'année 1901*. Paris, 1902.

(1) Blin. *Loc. cit.*

établir le diagnostic différentiel entre un enfant éducable et un enfant non éducable, autrement dit entre un débile et un imbécile.

En voici la reproduction.

Rapport *pour l'année 190..... de... direction scolaire de la préfecture de...., diocèse de..... au sujet d'un enfant faible d'esprit.*

I. — Seront considérés comme faibles d'esprit, les enfants âgés de 18 à 21 ans qui, étant donnée la faiblesse de leurs facultés intellectuelles, ne peuvent retirer qu'un profit minime ou nul de l'instruction ordinaire.

II. — L'enfant reconnu tel sera porté aussitôt sur les rapports annuels.

III. — La Direction scolaire devra répondre aux questions ci-dessous aussi exactement que possible, assistée du médecin nommé par l'Etat ou du médecin qui a traité l'enfant et d'après les renseignements fournis par les parents les plus proches. La Direction, après avoir répondu aux questions A et C, enverra le schème au médecin qui, après avoir répondu aux questions B, le lui retourne. Le rapport sera ensuite envoyé au Directeur de l'enseignement primaire du diocèse avant....

A

1 Prénoms et nom de famille de l'enfant ; date de la naissance, lieu de naissance (ferme, district, préfecture, ville) et maison de résidence de l'enfant.

2. Noms, position, domicile (ferme, district, préfecture, ville) des parents ou des personnes qui ont soigné l'enfant. Indication du

lieu où, en cas de sortie de l'établissement, l'enfant pourrait être envoyé (station de bateau à vapeur, gare de chemin de fer, etc.).

Date de la naissance, du mariage ou de la mort des parents.

3. Le père et la mère sont-ils consanguins, et dans ce cas à quel degré.

Les aïeux et bisaïeux paternels et maternels étaient-ils consanguins, et dans ce cas à quel degré.

4. Situation économique de la famille réelle ou adoptive ; son genre de vie.

L'enfant a-t-il été maltraité ou négligé d'une manière quelconque ?

5. Etat des frères et sœurs, y compris les mort-nés avec les dates de la naissance et de la mort.

B

1. L'enfant est-il faible d'esprit congénitalement ?

Raisons qui peuvent le faire supposer ?

L'examen médical de la mère, la marche de sa grossesse, l'état de l'enfant aux premiers temps de la vie fournissent-ils quelques renseignements à cet égard ?

L'enfant est-il, au contraire, devenu faible d'esprit après la naissance ?

A quel âge l'affection intellectuelle a-t-elle été reconnue ? Sur quels symptômes s'est-on basé pour la diagnostiquer ?

Cette faiblesse d'esprit peut-elle être imputée à une cause telle que la scarlatine, la rougeole, la fièvre typhoïde ou tout autre maladie fébrile, à la coqueluche, à l'hydrocéphalie, au rachitisme, à la méningite cérébro-spinale ou à un traumatisme : accouchement artificiel, chute sur la tête, etc. ? Ou enfin à des influences psychiques graves telles que l'effroi ?

L'enfant était-il normal avant ces maladies, ces traumatismes ou ces émotions ?

A-t-il été dès lors soigné par un médecin ?

Lui a-t-on donné dans ses premières années, de l'eau-de vie ou des narcotiques ?

2. L'enfant est-il normalement constitué ? A-t-il quelque difformité ? Laquelle ?

3. Le développement physique de l'enfant est-il en rapport avec son âge ?

La tête est-elle anormalement grosse, petite ou irrégulière ?

Le corps est-il bien proportionné ? Les traits sont-ils réguliers ?

4. L'enfant meut-il aisément ses membres ?

A-t-il des convulsions ?

5. Est-il épileptique ?

A-t-il encore des convulsions ou des crises d'épilepsie ?

Ces crises sont-elles fréquentes ? Combien de temps durent-elles ?

A-t-on traité son épilepsie ? Quel a été le résultat du traitement ?

6. L'enfant a-t-il une vue normale ?

Quel est l'état de l'ouïe ?

A-t-il des écoulements d'oreille :

Les autres sens sont-ils défectueux ?

7. La parole est-elle normale ?

8. L'enfant a-t-il des croûtes, de la gale ou des affections répugnantes pour ceux qui l'entourent ?

9. Est-il scrofuleux, rachitique, cachectiqne, syphilitique ?

Quelles maladies a-t-il eues dans son enfance ?

10. Le père et la mère sont-ils atteints de maladies chroniques (syphilis, goître, cachexie) ? Depuis quand ?

N'y a-t-il pas eu d'alcoolisme chez eux ? Depuis quand ?

11. Y a-t-il ou y a-t-il eu dans la famille des cas de faiblesse d'esprit ou d'aliénation mentale, d'épilepsie ?

Des sourds-muets, des bègues ? des maladies nerveuses, des crimes, des suicides ? Chez quels membres de la famille (père, mère, aïeux, bisaïeux paternels ou maternels, frères, sœurs, parents des générations proches ou éloignées).

(La parenté devra être indiquée avec la plus grande exactitude : aïeul paternel, frère de la mère, etc.).

C

1. L'enfant peut-il se servir de ses membres : s'habiller, se déshabiller, manger seul, etc.?

Est-il propre jour et nuit?

Peut-on le laisser sans surveillance?

Est-il obéissant?

2. — Quel est son tempérament?

Est-il calme ou violent, docile ou entêté, tranquille ou agité?

A-t-il des colères?

Est-il dangereux pour lui-même ou pour son entourage?

A-t-il quelque inclination au vol, aux jeux incendiaires, aux fugues, à la mendicité, à l'indécence, etc.?

3. — A quel âge a-t-il commencé à marcher? Comment marche-t-il?

4. — L'enfant parle-t-il?

A quel âge a-t-il commencé à parler?

Comment est l'articulation de sa parole?

5. — Comprend-il bien ce qu'on lui dit?

Connaît-il les objets usuels, leur nom, leur usage, leur matière, leur forme, leur couleur?

A-t-il la notion du temps (jour et nuit, saisons, grandes fêtes) et des nombres!

6. — Répond-il aux questions qu'on lui pose ou se contente-t-il de les répéter?

Exprime-t-il ses désirs et sa volonté par des phrases, par des mots incohérents ou d'une autre façon (gestes, sons inarticulés)?

Comprend-il ce qui se passe autour de lui? Peut-il en rendre compte?

7. — A-t-il le jugement d'un enfant normal de deux, trois, quatre, cinq ou six ans?

Qu'a-t-on encore remarqué sur son état psychique?

A-t-il des dispositions particulières?

8. — Joue-t-il avec d'autres enfants?

Peut-il assister à un jeu organisé ?
Est-il susceptible de quelque travail utile ?
Peut-il faire des commissions ?

9. — A la maison ou à l'école, l'instruction a-t-elle été essayée? Pendant combien de temps?
L'enfant a-t-il de ce fait appris quelque chose ? Qu'a-t-il appris ?

10. — Sa conduite ressemble-t-elle à celle des autres enfants ?

Le rapport est donné par........ la direction scolaire le.......
Le .... 190...

(Signature)

Et par le médecin, le........ 190...

(Signature)

Il n'y a guère qu'une ébauche d'examen psychologique dans ce questionnaire qui repose uniquement sur un petit nombre de réponses faites par les parents et non sur l'examen direct de l'enfant par le médecin. C'est ce mode direct d'investigation que nous avons étudié et qu'il nous reste actuellement à décrire avant d'en indiquer les résultats.

CHAPITRE III

Exposé d'une méthode médico-psychologique pour le diagnostic différentiel.

Le but que nous nous sommes proposé est de rechercher si, par un interrogatoire groupant un grand nombre de notions simples concernant la vie courante, on peut arriver à déterminer l'état intellectuel d'un enfant arriéré d'une façon précise, et surtout d'une façon toujours identique à elle-même, de telle sorte qu'un examen répété sur le même enfant par différentes personnes donne constamment des résultats identiques.

La première idée de ce mode de recherches est due à notre maître actuel, M. Blin, qui a bien voulu nous confier l'expérimentation de sa technique.

Cette méthode, dit M. Blin, « se rapproche de celles en usage en psychologie expérimentale et a surtout pour but de séparer les types supérieurs de débilité mentale, c'est-à-dire l'imbécillité et la débilité proprement dite entre eux et le type d'anormaux que nous décrirons tout à l'heure comme imbéciles moraux, comme dégénérés (1) ».

Le questionnaire dressé par M. Blin se compose d'une série de vingt sujets. Sur chaque sujet sont préparées un

(1) Blin. *Loc. cit.*

certain nombre de questions, graduées selon leur difficulté en trois séries.

La première série de questions, sur un sujet donné, est d'une très grande facilité : elle convient aux enfants au-dessous de dix ans.

La deuxième série, roulant sur le même sujet, mais déjà plus difficile, s'adresse surtout aux enfants de dix à treize ans. Enfin, une troisième série est composée de questions plus complexes et est destinée surtout aux enfants âgés de plus de treize ans.

Le jugement sur chacune des vingt séries de sujets étant exprimé par des chiffres, on se ferait ainsi une idée plus nette des différentes capacités de l'enfant. Et l'interrogatoire terminé, en additionnant tous les points obtenus, on obtiendrait alors un nombre représentant l'état intellectuel de l'enfant.

L'expérimentation de cette méthode fut faite sur 250 enfants de la Colonie de Vaucluse et nous fûmes heureux de constater, après un certain nombre d'interrogatoires, que les résultats numériques concordaient avec le diagnostic que l'observation de plusieurs mois ou de plusieurs années avait fait porter sur chacun des enfants soumis à l'expérience. Après des remaniements du questionnaire, inspirés par la pratique des interrogatoires, les expériences furent reprises soigneusement et nous donnèrent toujours des résultats exacts.

Est-ce dire que nous ayons la prétention d'avoir déterminé la méthode d'une façon absolue ? L'absolu n'existe pas en clinique et notre procédé est avant tout clinique. Mais, s'il n'est pas parfait, nous avons tout au moins conscience d'avoir poursuivi notre expérimentation avec toute la rigueur possible et nous n'en publions les résultats que parce qu'ils nous ont paru satisfaisants et susceptibles d'application pratique.

Un premier chapitre a trait à l'habitus extérieur.

Nous examinons ici, non pas les stigmates de dégénérescence ou la conformation du crâne à titre de symptômes isolés, mais l'aspect plus ou moins intelligent de la physionomie et la façon dont l'enfant se présente. Nous avons déjà discuté la valeur de l'examen physique dans une investigation psychique. Du fait qu'un enfant est scaphocéphale très prononcé, on n'en peut conclure cependant à une diminution certaine de l'intelligence. Voici, d'ailleurs, comment s'expriment sur ce point les Drs Demoor et Daniel qui, nous l'avons vu, ont une grande habitude de l'examen des enfants anormaux. « Nous ne tenons aucun compte, disent-ils, des signes physiques de dégénérescence, quant à leur signification relativement à l'allure psychique de l'enfant. Ce qui a bien plus de valeur au point de vue de l'évaluation d'un type, c'est l'expression de la physionomie. En effet, l'*expression du visage* traduit presque toujours l'état psychique, quelle que soit la régularité ou la forme des traits de la figure (1) ». Il nous semblerait un peu hâtif de se rallier d'une façon absolue à cette notion, car il nous souvient avoir rencontré assez fréquemment des idiots presque absolus dont la physionomie était intelligente : néanmoins, l'examen de l'aspect général de l'enfant, de sa façon d'entrer, de marcher, de se présenter n'en a pas moins une valeur sérieuse pour l'appréciation du degré de l'intelligence.

Un second chapitre a trait au langage. L'état du langage

(1) DEMOOR et DANIEL. *Loc. cit.*

a, en effet, une réelle importance dans l'examen des enfants arriérés. Sans accorder la suprématie à l'état de la parole, comme le faisait Esquirol, nous pensons cependant qu'il est bon d'en tenir compte.

Le troisième chapitre se rapporte aux noms et prénoms, à l'adresse et aux lieu et date de naissance. Nous verrons ainsi jusqu'à quel point l'enfant est capable d'établir son identité.

Les quatrième et cinquième chapitres concernent, l'un les parents, l'autre les notions sur l'âge.

Le sixième chapitre examine l'enfant sur la connaissance des différentes parties du corps ; le septième sur la plus ou moins grande liberté et la plus ou moins grande habileté des mouvements.

Dans une huitième série de questions, nous donnons à reconnaître des objets usuels et demandons, à propos de certains d'entre eux, leur définition et leur usage.

Le neuvième article a trait aux sensations de faim, de soif, de sommeil, qu'éprouve l'être le moins intelligent, mais qu'il n'est pas toujours apte à analyser. A propos des sensations internes, nous serons renseignés sur les données les plus élémentaires et les plus grossières de la personnalité, celles pour la remarque desquelles l'esprit n'a besoin d'aucune culture intellectuelle.

Il sera bon, dans ce chapitre, de recourir aux questions contradictoires : As-tu moins soif en été qu'en hiver ? As-tu bon appétit ? et un moment plus tard : Tu n'as pas bon appétit, n'est-ce pas ? Ce sera le meilleur moyen de dépister le défaut de compréhension sur des notions où nous sommes livrés à la bonne foi du malade et privés de moyens de contrôle. Il faut se méfier des réponses de certains imbéciles ou de certains idiots profonds qui répondent *oui* à tout ce qu'on leur demande. Les questions contradictoires révèleront en même temps la suggestibilité parfois si grande chez les imbéciles.

Dans les chapitres dizième et onzième, nous étudions chez l'enfant la notion de temps et la notion de lieu. Elles font peu appel à l'éducation et à l'instruction. Mais, plus un être se rapproche de l'animalité, plus il se cantonne dans le présent, et par conséquent, moins il se rend compte de la durée et de l'espace.

Puis, nous explorons en deux autres groupes de questions, la notion de patrie et l'idée de l'enfant sur le service militaire. La notion de patrie est déjà une notion supérieure, mais que l'enfant commence souvent à acquérir dans le milieu où il vit, bien avant l'âge de l'école.

Viennent ensuite quatre paragraphes (lecture, écriture, calcul, dessin) qui se rapportent à l'instruction. Nous n'avons pas craint, en effet, de faire intervenir, en une certaine mesure, les connaissances acquises à l'école, puisqu'à notre époque l'instruction primaire est obligatoire et aura été pour le moins tentée, chez les sujets dont nous nous occupons.

Pour la lecture, on fera lire à l'enfant un modèle imprimé, puis un manuscrit. On tiendra compte évidemment de la plus ou moins grande difficulté mise à déchiffrer le texte.

A propos de l'écriture, on devra, bien entendu, tenir compte de l'orthographe.

Le calcul portera sur les quatre opérations fondamentales de l'arithmétique. Par le raisonnement et l'idée abstraite qu'il nécessite, il sera, croyons-nous, un assez bon critérium d'intelligence chez les enfants auxquels il aura été enseigné, toute aptitude spéciale étant évidemment mise à part, car nous savons que des débiles peuvent présenter parfois des dispositions remarquables pour certaines branches de l'instruction, alors que pour d'autres ils sont dépourvus d'aptitudes, ou alors d'une étonnante médiocrité.

Par le dessin, qui portera sur des figures très simples : les trois variétés de triangles, un rectangle et des lignes droites de longueurs différentes, l'enfant devra mettre en œuvre sa faculté de comparaison et la notion d'étendue. Il devra également faire montre de délicatesse dans les mouvements de la main, chose indispensable pour dessiner.

La connaissance des métiers, les goûts de l'enfant pour le choix d'un métier seront examinés dans le dix-huitième chapitre.

Le dix-neuvième aura trait à l'idée de religion. Il sera, cela est facile à prévoir, d'une difficulté plus grande que les séries de questions précédentes.

Nous avons pour but de rechercher ici si l'enfant sait ce qu'est une religion, qu'elles sont les religions répandues dans les nations civilisées et ce qui les différencie *grosso modo* l'une de l'autre. L'idée de religion est ainsi examinée au même titre que celle de patrie.

Chaque individu possède cette idée, mais l'interprète différemment. Notre but n'est pas de mesurer la pratique religieuse de chaque enfant, mais d'évaluer en lui l'idée religieuse. C'est l'idée et non la pratique qui mesure ici l'entendement. Chez les plus jeunes enfants cependant, on sera forcé de s'en rapporter à des questions telles que : Sais-tu tes prières ? Vas-tu à la messe ? La religion commence, en effet, par être un fait de pratique pure et simple. A mesure que l'intelligence acquiert son développement, elle en vient à rechercher le pourquoi, la raison d'être de cette pratique au début aveugle et automatique et à se préoccuper du but et de la forme des religions. Chez les enfants les plus âgés, la question Religion pourra revêtir un caractère philosophique.

Notre dernier paragraphe est très différent des autres.

Il évalue le degré de compréhension et d'attention dont le sujet aura fait preuve pendant tout le cours de l'interrogatoire. Nous nous adressons ici directement à des facultés intellectuelles et des plus importantes.

M. Sollier, nous l'avons vu, base sa classification des débilités mentales sur l'attention. Nous avions d'abord espéré pouvoir facilement mesurer l'attention des enfants par leur attitude et leurs réponses pendant la durée de l'interrogatoire, mais après quelques essais, nous nous sommes aperçus qu'il y avait une réelle difficulté à doser l'attention directement et qu'il était beaucoup plus aisé de la mesurer dans son résultat, la compréhension. C'est pourquoi notre dernier élément d'investigation a été intitulé : *Compréhension* et Attention, afin de bien montrer à l'interrogateur qu'il doit s'en rapporter surtout à la compréhension.

Chez nos enfants, c'est surtout le défaut de compréhension que nous avons remarqué, bien moins celui d'attention. Des imbéciles prêtaient à nos questions une attention beaucoup plus soutenue que certains débiles, mais comprenaient beaucoup moins bien. Peut-être pourrait-on expliquer cela en disant que le corps était attentif alors que l'esprit ne l'était pas ! Nous croirions plutôt que ces enfants déployaient tout le faible degré d'attention dont ils étaient capables, mais néanmoins ne comprenaient pas parce que leur entendement tout entier est imparfait. La compréhension relève, en effet, en majeure partie de l'attention, mais nécessite en même temps tout un travail intellectuel dans lequel interviennent d'autres facultés, telles que le jugement et la mémoire. Nous jugeons donc la compréhension beaucoup plus commode à évaluer, dans notre examen, que l'attention laquelle, dit M. Toulouse, « est un phénomène trop délicat à analyser pour servir en clinique (1). » M. Binet fait la même constatation en 1897 : « Quoique beaucoup de recherches expérimentules qui ont demandé énormément de temps et de patience aient été faites sur l'attention, bien peu sont à l'abri de la critique (2) ». En 1895, MM. Binet et Henri, après avoir donné plusieurs tests pour mesurer l'attention, concluaient : « La question des meilleures méthodes pour mesurer l'attention est encore à l'ordre du jour (3) ».

Ce n'est pas à dire cependant que nous écartions l'attention de notre questionnaire. L'investigateur devra tenir compte de la faiblesse de cette faculté, s'il la constate. N'oublions pas que Janet pense que l'on ne dit rien de plus en parlant de la puissance d'attention d'un sujet qu'en parlant de son activité intellectuelle. Mais, tout en avouant la difficulté de doser l'attention en elle-même et en accordant une plus grande valeur pratique à la compréhension, tenons cependant compte d'un manque d'attention constaté.

Nous avions d'abord fait entrer dans notre méthode l'examen de la sensibilité générale et des sensibilités spéciales. Nous nous sommes aperçus, après un grand nombre d'essais, que cette exploration donnait peu de renseignements. La plupart de nos enfants et la totalité de ceux pour

(1) Toulouse. *Revue de psychiâtrie.*
(2) Binet. *Année psychologique*, 1897.
(3) Binet et Henri. *Id.*, 1895.

lesquels le diagnostic différentiel offre le plus d'intérêt, ne présentaient pas de troubles des sensibilités, si l'on en excepte quelques cas d'hystérie.

De plus, cette étude de la sensibilité cutanée dans tous ses modes, et celle des sensibilités sensorielles nécessitait, pour être à l'abri de tout reproche, un examen long et minutieux. On faisait sentir à l'enfant de l'eau de Cologne et de l'ammoniaque ; on lui faisait goûter du sucre et un sel de quinine. Pour l'examen de l'ouïe, il fallait faire entendre à chaque oreille le tic-tac d'une montre à des distances variées ; pour la vue, présenter les sept couleurs fondamentales du spectre solaire, faire lire des lettres ou des dessins de différentes grandeurs.

De même, l'étude des sensibilités cutanées, pour être rigoureuse, nécessitait un temps considérable.

Les troubles des sensibilités générale et spéciale étaient donc assez rares chez nos enfants, ces troubles étaient ainsi peu intéressants et peu instructifs eu égard au but de notre questionnaire. Nous avions eu un moment la pensée d'introduire dans nos investigations une épreuve sur la musique et le chant. Nous avons craint que cette épreuve ne nous fut pas d'un grand secours. Un certain nombre des enfants de la Colonie ont des notions de musique et savent chanter assez bien, mais il était à craindre que la timidité vint nous donner, le plus souvent, des résultats inexacts.

La musique serait cependant intéressante à étudier chez les arriérés. Sur cent idiots de l'Institut de Reggio, douze avaient une sensibilité musicale très développée ; vingt comprenaient la musique et pouvaient répéter une phrase musicale, mais n'avaient pas une mémoire durable ; soixante-huit n'ont donné aucun résultat dans les expériences, par mauvaise volonté, incapacité d'attention, etc. (Bernardini et Ferrari, cités par A. Binet) (1).

Mais, somme toute, les aptitudes musicales nous paraissent trop délicates à étudier pour faire partie d'un examen clinique. D'autre part, elles nous renseigneraient assez peu sur le degré intellectuel de l'enfant. On a dit de la musique qu'elle était le moins intellectuel des arts. Nous connaissons, en effet, les remarquables dispositions musicales que peuvent présenter certains arriérés et, nous venons de le voir, certains idiots.

Nous avons éliminé également du questionnaire les sentiments esthétiques qui sont d'une culture supérieure à celles de nos enfants.

Des interrogations sur la morale ont été essayées. Elles nous ont donné, la plupart du temps, des résultats erronés sur le véritable état moral du sujet : ou bien nous avions affaire à un dégénéré vicieux qui, par pose, répondait dans un sens péjoratif par rapport à sa personnalité morale, ou bien nous répondait correctement selon la morale alors que, sans aucun doute, il eût agi en sens tout à fait différent. Aussi avons-nous supprimé le chapitre des sentiments moraux.

On doit donc écarter d'un examen ayant pour but de mesurer l'intelligence, tout ce qui relève du sentiment ou de la volonté. La morale, par exemple, ne vaut que par sa pratique, et c'est ici la volonté, et non plus l'entendement qui joue le principal rôle. Nous ne pouvons mesurer avec une certaine précision que ce qui est du domaine de l'en-

(1). Binet. Recherches expérimentales sur la mémoire musicale des idiots. *Année psychologique*, 1897.

tendement. Les manifestations de la sensibilité (plaisir et douleur), de même que celles de la volonté, ne doivent pas entrer dans un examen objectif, puisqu'elles ne peuvent être appréciées exactement que par le sujet lui-même qui ressent ou qui veut.

Nous ne pouvons faire un paragraphe spécial pour l'élocution de l'enfant, car chacun sait que la façon plus ou moins aisée de s'exprimer n'est pas toujours, tant s'en faut, en rapport avec le degré d'intelligence.

Après avoir soigneusement expérimenté et remanié notre questionnaire, nous l'avons établi définitivement comme suit :

I. — *Habitus extérieur :*

Façon de se présenter. Propreté du corps et des vêtements. Tenue (Veste déboutonnée, cravate déliée, etc.).

II. — *Langage* :

Possibilité d'émettre des sons. Articulation des sons. Langage rudimentaire. Langage courant. — On pourra faire prononcer ici les mots classiques : artilleur, artillerie, polytechnique, constitutionnel, anticonstitutionnellement.

III. — *Nom* :

Comment t'appelles-tu ?
Quel âge as-tu ?

Quels sont tes prénoms ?
En quelle année es-tu né ?
Où habites-tu ?

Date de la naissance.
Lieu de naissance.
Département.

IV. — *Parents :*

As-tu tes parents ?
Qu'est-ce qu'ils font ?
As-tu des frères ?
Combien ?
As-tu des sœurs ?
Combien ?

Comment s'appellent tes frères ?
Et tes sœurs ?
Tes frères sont-ils plus âgés que toi ?
Quel âge ont-ils ?
Tes sœurs sont-elles plus âgées que toi ?
Quel âge ont-elles ?

Quel est le prénom de ton père ?
Et celui de ta mère ?
Où travaille ton père ?
Et ta mère ?
A quel pays ton père est-il né ?
A quel pays ta mère est-elle née ?

V. — *Notions sur l'âge :*

Es-tu jeune ou vieux ? Quand seras-tu un homme?	A quel âge est-on un homme ? A quel âge est-on soldat ?	Ton père et ta mère sont-ils jeunes ou vieux ? Quel âge ont-ils ? A quel âge est-on vieux ? A quoi reconnais-tu que quelqu'un est vieux ?

VI. — *Connaissance du corps :*

Montre-moi tes mains. Tire la langue. Ferme les yeux.	Mets ton doigt sur ton oreille droite. Comment s'appelle l'endroit où je te touche (joue) ? Où est ton pied ? Où est ta jambe ? Et ta cuisse ? Ton épaule ?	Où sont : tes lèvres ? Tes gencives ? Tes paupières ? Tes sourcils ? Ton avant-bras ? Ton cœur ? Où est ton estomac ? Et ton cerveau ? Ferme la paupière droite?

VII. — *Mouvements :*

Assieds-toi. Tourne-toi. Vas jusqu'au mur et reviens ici. Mets les bras en l'air.	Mets les mains sur la tête. Croise-toi les bras. Retrousse ton pantalon. Enlève ta veste le plus vite possible et remets-la le plus vite possible.	Assieds-toi à terre, croise les bras et relève-toi les bras croisés. (Cet exercice est plus difficile pour les jeunes gens que pour les jeunes enfants). Retourne ton pantalon sans t'asseoir.

Enfiler une aiguille avec un fil de laiton.
Expérience des petits points.

VIII. — *Notion sur les objets :*

On montre à l'enfant différents objets qu'il devra nommer :

Clef. Epingle. Crayon. Livre.	Photographie. Compas. Papier quadrillé. Nappe. Eponge.	A quoi sert une épingle? De quelle couleur est ce crayon ? De quelle couleur en est la mine ? En quoi peut être la couverture d'un livre ? Qu'est-ce qu'une photographie ? Que peut-elle représenter ?

IX. — *Sensations internes* :

As-tu bien déjeuné ce matin ?
As-tu bien dormi ?
As-tu soif ?

As-tu bon appétit ordinairement ?
A quelle heure de la journée as-tu le plus faim ?
As-tu souvent soif ?
A quelle heure as-tu le plus soif ?

De quoi as-tu rêvé cette nuit ?
Qu'est-ce que c'est qu'un rêve ?
Rêves-tu souvent ?

En été, as-tu moins soif qu'en hiver ?
Tu as moins soif lorsqu'il fait chaud que lorsqu'il fait froid ?

Tu n'as jamais soif, n'est-ce pas ?
Tu n'as jamais faim ?

X. — *Notion de temps* :

Y a-t-il longtemps que tu es ici ?
Quelle heure est-il ?
Un jour est-il plus long qu'une semaine ?
Une semaine est-elle plus longue qu'un mois ?
Un mois *est-ce* plus long qu'un an ?
Demain quand tu te lèveras, sera-ce le matin ou le soir ?
Quel jour sommes-nous ?
Et après-demain ?
Et avant-hier ?

Depuis combien de jours est-tu ici ?
Combien y a-t-il de jours que tu as vu tes parents ?
A quol âge est-tu allé à l'école pour la première fois ?
Combien cela fait-il de temps que tu vas à l'école ?
A quelle heure te lèves-tu le matin ?

Combien y a-til d'heures dans un jour ?
Combien y a-t-il de jours dans un mois ?
Combien y a-t-il de mois dans un an ?
Combien y a-t-il de jours dans un an ?
Combien y a-t-il de semaines dans un an ?
En quelle saison sommes-nous ?
Quand est-ce l'hiver ?
Et l'été ?

XI. — *Notion de lieu* :

Où es-tu ici ?
Où étais-tu avant de venir ici ?

Sommes-nous loin de Paris ?
Où habitais-tu, à Paris ?
Etait-ce loin de la Seine ? (on pourra demander ici à l'enfant si sa maison était loin de telle ou telle rue, de tel ou tel monument, afin de bien explorer en lui l'idée de lieu).

Dans quel arrondissement habitent tes parents ?
Dans quel département sommes-nous ?
Quel en est le chef-lieu ?
Ici, à la Colonie, sommes-nous plus loin du chemin de fer que de l'Asile ?

XII. — *Notions de Patrie :*

De quel pays es-tu ?
Es-.u Français ?
Ton père et ta mère sont-ils nés en France ?

Y a-t-il d'autres pays que la France ?
Lesquels ?
Aimerais-tu mieux être d'un autre pays que de la France ?

Pourquoi aimes-tu mieux être Français ?
Sais-tu ce qu'on appelle la Patrie ?
Pourquoi doit-on aimer sa patrie ?
La Bretagne est-elle en France ?
Et la Normandie ?

XIII. — *Service militaire :*

Aimerais-tu être soldat ?
Ton père a-t-il été soldat ?
Etait-il à cheval ?
Les soldats qu'ont-ils sur la tête ?

Comment s'appellent les soldats qui ont des canons ?
Quels sont les soldats qui vont à cheval ?
Quand tu seras soldat aimeras-tu mieux être à pied qu'à cheval ?

Qu'est-ce qu'un officier ?
L'officier qu'a-t-il sur les manches ?
Quel est l'officier qui a le plus haut grade ?

XIV. — *Lecture.*

XV. — *Ecriture* : Les fautes d'orthographe, bien entendu, diminueront le coefficient, suivant leur gravité et suivant l'âge de l'enfant.

XVI. — *Calcul* : On interrogera l'enfant sur les quatre opérations de l'arithmétique.

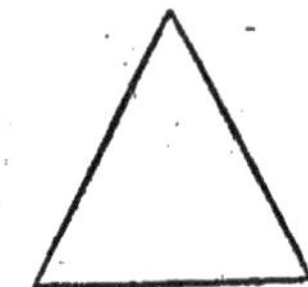
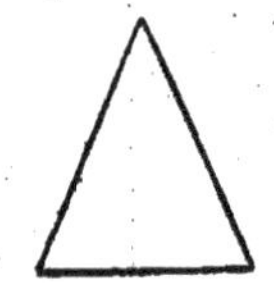
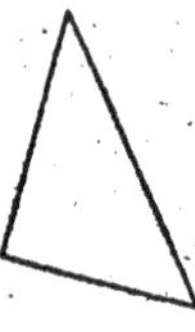

XVII. — *Dessin* : Nous avons adopté le modèle ci-dessus, — un rectangle et les trois variétés de triangles, — que l'enfant devait reproduire avec la plume. Nous y avons ajouté les trois lignes suivantes qui ont des longueurs différentes.

XVIII. — *Métier* :

Quel métier fait ton père ?
Est-ce un bon métier ?
Qu'est-ce qu'un métier ?
Que fait le boulanger ?

Que font : le serrurier ? Le plombier ? Le charpentier ? Le maçon ? Le couvreur ? Le meunier ? Le cordonnier ? L'orfèvre ?

Qu'est-ce qu'une charpente ?
Quel métier aimerais-tu mieux faire ?
Pourquoi ?
Pourquoi ne prends-tu pas le métier de ton père ?

XIX. — *Religion* :

De quelle religion es-tu ?
De quelle religion sont tes parents ?
Sais-tu des prières ?
Lesquelles ?
As-tu fait ta première communion ?

Y a-t-il d'autres religions que la tienne ?
Lesquelles ?

Quelle différence y a-t-il entre la religion catholique et la religion protestante ?
Entre la religion catholique et la religion israélite ?

XX. — *Compréhension et Attention.*

Ainsi établi, notre questionnaire nous permet d'étudier l'intelligence dans ses diverses manifestations.

Nous pensons n'avoir rien omis de ce qui se rapporte à la vie courante. En vingt chapitres de questions, nous avons groupé : la connaissance de soi-même, des personnes qui nous entourent, celles du monde extérieur, les moyens de relation avec le monde extérieur, le souci de l'avenir, le rôle dans la société, l'étude de certaines facultés importantes et de l'habitus extérieur, enfin des notions d'ordre supérieur.

Disons immédiatement que ce questionnaire n'est destiné qu'à l'examen des enfants atteints de débilité mentale et nullement à l'examen des aliénés délirants. Il est destiné à mesurer la capacité intellectuelle d'un enfant arriéré jouissant de l'usage de ses sens. La débilité est une question de plus ou de moins ; elle n'est point sujette aux caprices des délires et c'est pour cela qu'elle donne prise à la mensuration, à quelque moment qu'on veuille pratiquer celle-ci. Tout délire coexistant, chez un enfant, avec la débilité mentale, rend notre méthode inapplicable. On pourra cependant y recourir dans les phases de rémission des psychoses pour apprécier l'état intellectuel ou étudier les progrès de la démence, mais à condition que toute trace de délire ait disparu.

Bien que les questions aient été groupées en trois colonnes, répondant chacune plus spécialement à des âges différents, nous posons cependant toutes les questions à chaque enfant. Il ne faut pas se croire obligé de poser les questions dans les termes mêmes où nous les énonçons ici. Il faut, avant tout, mettre l'enfant à son aise, ne point l'intimider, lui parler avec douceur et bienveillance : ce sont là des conditions indispensables pour obtenir des réponses exactes. Il ne faut pas craindre d'employer les expressions et le style familier, afin d'être bien compris. Avant tout, on doit se mettre à la portée de l'enfant, répéter au besoin les questions, les développer pour les faire mieux saisir.

Notre questionnaire est donc un guide, une méthode d'examen, mais dont l'interrogateur pourra, à son gré, développer et amplifier les questions.

C'est une véritable conversation tenue avec l'enfant et dont le médecin qui interroge fait les frais. Avec les idiots et les imbéciles les plus arriérés, il faudra discourir et s'expliquer longuement pour obtenir quelques mots de réponse juste ou même un oui ou un non exacts. Ce à quoi l'on doit tendre en interrogeant, c'est à se faire une idée nette de l'état intellectuel de l'enfant sur telle ou telle notion de façon à pouvoir exprimer cette idée par un chiffre.

Dans l'interrogatoire, il sera donné un coefficient variant de 0 à 5, selon la façon dont l'enfant aura répondu, pour chacun des vingt chapitres, si bien que le maximum des points pour les vingt articles sera de 100. « Cet interrogatoire, dit M. Blin (1), effectué sur une série d'enfants normaux, a presque constamment donné ce maximum de points que je considère comme représentant la normale. Les enfants arriérés se classeront donc sur une échelle de 0 à 100 points ».

Bien que l'on doive poser à chaque enfant les questions des trois colonnes, on tiendra évidemment moins compte des réponses défectueuses sur les interrogations les plus difficiles de chaque chapitre, lorsqu'on aura affaire à un très jeune enfant. Le coefficient attribué doit tenir grand compte de l'âge de l'enfant et de l'instruction tentée pour celui-ci. On ne peut considérer comme une défectuosité, chez un sujet, l'ignorance du chef-lieu d'un département, si cela ne lui a jamais été enseigné. Mais nous savons que cet écueil est peu à craindre aujourd'hui où l'instruction primaire est obligatoire et presque toujours, lorsque l'enfant est ignorant sur ces données élémentaires, la faute en est à son intelligence, parfois il est vrai, à son mauvais vouloir et à son indiscipline. Il est cependant des cas où un enfant sera igno-

(1) Blin. *Loc. cit.*

rant parce que des maladies longues ou répétées l'auront retenu loin de l'école et de l'enseignement.

On devra donc se renseigner auprès des parents et tenir compte de ces circonstances pour les notes attribuées aux réponses et pour le pronostic à formuler ensuite. Ces appréciations, comme on le pense bien, seront surtout délicates pour les plus jeunes sujets (6 à 9 ans).

Notre questionnaire, en définitive, suppose que l'enfant a reçu une certaine instruction, bien sommaire il est vrai, mais il ne donnera de résultats exacts que si l'instruction a été tout au moins tentée chez l'enfant. L'interrogateur devra, de son côté, faire la part de ce que son sujet ignore parce qu'on ne le lui a jamais dit et de ce qu'il ignore parce qu'il n'a jamais pu le comprendre, bien qu'on le lui ait appris.

Notre méthode et nos cent premiers résultats obtenus ont été soumis, au Laboratoire de Psychologie expérimentale, à l'examen critique de M. Binet, dont on connaît la compétence en la matière. Sur son conseil. nous avons rendu un peu plus complexe l'examen des mouvements en y ajoutant deux épreuves complémentaires qui figurent ci-dessus dans l'exposé du questionnaire. L'une consiste à enfiler une aiguille au moyen d'un fil rigide (fil de laiton ou fil de fer). L'autre est l'expérience dite *des petits points*. Elle consiste à faire, avec un crayon, le plus possible de petits points dans un temps donné (6 secondes ordinairement). Le sujet en examen est soumis trois fois de suite à cette épreuve dont on ne conserve que le troisième résultat, les deux premiers étant destinés à l'entraînement. M. Binet étudia beaucoup cette expérience, il y a quelques années, avec M. Vaschide. Voici ce qu'il a constaté. « En moyenne, dit

M. Binet (1), un adulte marque de 35 à 40 points. Les différences individuelles si grandes que cette épreuve met en relief dépendent, non seulement de la qualité de la vitesse, mais aussi de la synergie musculaire que chaque sujet réalise plus ou moins bien. L'expérience des petits points laisse après elle une sensation de fatigue accompagnée d'une sensation d'excitation, c'est une sorte d'état d'énervement difficile à définir. On note presque constamment de l'essoufflement comme si on venait de faire une course rapide, et rien n'est curieux comme de voir une personne s'essouffler la plume à la main et restant assise ; il y a aussi une forte accélération du cœur et une pâleur du visage que nous mettons sur le compte d'une vaso-constriction active ». M. Binet nous recommanda beaucoup cette épreuve. Les résultats qu'il en obtint lui permettent de considérer le grand nombre de points faits en l'espace de 6 secondes comme étant presque un signe d'intelligence. En effet, nous avons soumis un certain nombre des enfants interrogés à cette expérience et nous avons remarqué la lenteur avec laquelle beaucoup de débiles mais, surtout d'imbéciles, inscrivent les points sur la feuille de papier. Mais, cette épreuve des petits points nous a paru un peu délicate, en ce sens qu'il est nécessaire d'y préparer l'individu si l'on veut obtenir un résultat valable. Il faut que le sujet comprenne un peu ce qu'on attend de lui, qu'il n'entasse pas trop les points l'un sur l'autre et déploie toute la vitesse dont il est capable.

Les deux épreuves ajoutées par M. Binet à l'article *mouvements* compliquèrent un peu plus celui-ci et abaissèrent

(1) Binet et Vaschide. Epreuve de vitesse. *Année psychologique*, 1898.

quelques-uns de nos coefficients par trop élevés. M. Binet nous indique encore plusieurs autres questions utiles à poser et que nous avons ajoutées à différents paragraphes.

Afin de donner une idée plus nette de notre méthode et de notre façon de procéder, nous reproduisons *in extenso* quelques interrogatoires sur les coefficients attribués à chaque série de questions.

I. — Le jeune M. ., Maurice, se présente à nous assez propre. Figure propre, mais mains un peu tachées d'encre. Facies assez intelligent. Politesse bien.. Coefficient : 5.

II. — Langage correct. Prononce bien les mots difficiles, cependant tendance à dire *aatilleur*, *aatillerie*.

= **5.**

III. — Quel est ton nom ? M..., Maurice

Et tes autres prénoms ? — Antonin.

Quel âge as-tu ? — J'ai 12 ans 1/2.

A quel pays es-tu né ? — Je ne sais pas

En quelle année es-tu né ? — Je ne sais pas.

Sais-tu dans quel mois et *le combien* du mois ? — Non, Monsieur.

Où habitent tes parents ? — (Il nous donne l'adresse exactement).

Dans quel département es-tu né ? — Dans la Seine-et-Oise, à Paris.

Coefficient = **3**.

IV. — Tu as ton père et ta mère ? — Oui, monsieur.

Qu'est-ce que fait ton père ? — Il est déménageur.

Où travaille-t-il ? — Je ne sais pas.

Et ta mère, que fait-elle ? — Elle est femme de chambre.

As-tu des frères ? — Non, monsieur ; j'ai une petite sœur.

Quel âge a-t-elle, ta petite sœur ? — Elle a 10 ans 1/2 ; elle va à l'école.

Comment s'appelle-t-elle ? — Elle s'appelle Clarice.

Et ton papa ? — Albert.

A quel pays sont-ils nés, ton papa et ta maman ? — Maman est née à Châtillon ; papa, je ne sais pas.

= **5.**

V. — Tu as 12 ans 1/2. Es-tu jeune ou vieux ! — Jeune.

A quel âge est-on vieux ? — A 20 ans.

A quel âge est-on un homme ? — A 20 ans.

A quel âge est-on soldat ? — A 25 ans.

Ton papa et ta maman, sont-ils jeunes ou vieux ? — Ils sont vieux.

Quels âges ont-ils ? — Maman a 30 ans et papa 47 ans.

A quoi reconnais-tu que quelqu'un est vieux ? Quand ils ont de la barbe et quand « ils ont plus de cheveux sur le caillou ».

Comment marche quelqu'un qui est très vieux ? — Avec des cannes.

= **5.**

VI. — Tire la langue. } bien.
Ferme les yeux. }

Mets ton doigt sur ton oreille droite. — Il le met d'abord sur la gauche, puis sur la droite.

Comment s'appelle l'endroit (joue) où je touche ? — La joue.

Où sont tes paupières ? — Il montre ses lèvres.

Tes lèvres ? } bien.
Tes gencives ? }

Tes sourcils ? Il montre l'intérieur de sa bouche.

Ton avant-bras ? }
Ton épaule ? } bien.
Pied, jambe, cuisse ? }

Cerveau, cœur, estomac ? — bien.

Ferme la paupière droite. Il la ferme avec son doigt

= **4**

VII. – Mets les bras en l'air.

Mets les mains sur la tête.

Croise les bras.

Lève-toi.

Assieds-toi à terre et relève toi les bras croisés.

Relève le bord de ton pantalon, comme lorsqu'il pleut.

Enlève ta veste le plus vite possible, et tu la remettras le plus vite possible.

Enfile cette aiguille avec le fil de laiton.

L'enfant a très bien exécuté ces différents mouvements.

= **5.**

VIII. — Qu'est-ce que cet objet ? — Un crayon.

De quelle couleur est-il ? — Rouge.

Ecrit-il en rouge ? — Non, Monsieur, il écrit à la mine.

Mais de quelle couleur ? — En noir.

Qu'est-ce que ceci (épingle) ? — C'est une aiguille ?

Crois-tu ? — Non, une épingle.

Que fait-on avec cette épingle ? — On attache les vêtements.

Qu'est-ce que ceci (nappe) ? — C'est une toile.

De quelle couleur est-elle ? — Blanche.

Papier quadrillé ?
Tablier blanc ?
Clef ?
} bien.

Que fait-on avec une clef ? — On ouvre les portes.

Sais-tu ce que c'est qu'un compas ? — C'est un « machin » pour faire des ronds.

Sais-tu ce que c'est qu'une photographie ? — C'est un « machin » qu'on met une toile blanche et qu'on nous photographie.

Une photographie peut-elle représenter tout ce qu'on veut ? — Oui, monsieur.

La couverture d'un livre en quoi est-elle ? — En papier, non en carton, je veux dire.

= **5.**

IX. — As-tu bien déjeuné ce matin ? — Oui, Monsieur.

As-tu bien dormi ? — Oui, Monsieur.

As-tu bon appétit ordinairement ? — Oui, Monsieur.

A quelle heure de la journée as-tu le plus faim ? — C'est à quatre heures.

A quelle heure as-tu le plus soif ? — Je ne sais pas.

As-tu souvent soif ? — Oui, Monsieur.

En été as-tu moins soif qu'en hiver ? On a plus soif en été qu'en hiver.

Est-ce que tu rêves quand tu dors ? — Oui, Monsieur.

Qu'est-ce que c'est qu'un rêve ? — Je ne sais pas, Monsieur.

De quoi as-tu rêvé la dernière fois ? — Je n'ai pas rêvé.

Tu as déjà rêvé ; de quoi était-ce ? — Je ne sais pas. Je ne me rappelle plus.

= **4.**

X. — Y a-t-il longtemps que tu es ici ? — Depuis samedi.

Te connais-tu à l'heure ? — Non, Monsieur.

Pas du tout ? — Si, Monsieur, un petit peu.

Quelle heure (2 heures moins 4 minutes) est-il ? — Deux heures cinq minutes.

Combien y a-t-il de jours que tu as vu tes parents ? — Il y a cinq jours.

A quel âge es-tu allé à l'école pour la première fois ? — A trois ans.

Alors, depuis combien de temps vas-tu à l'école ? — Depuis huit ans.

A quelle heure te lèves-tu le matin ? — A 6 heures.

Sais-tu combien il y a d'heures dans un jour ? — 24 heures.

Dans un mois, combien y a-t-il de jours ? — 30 ou 31.

Dans un an, combien y a-t-il de jours ? — 165.

Combien y a-t-il de mois dans un an ? — 12.

En quelle saison sommes-nous ? — Au printemps.

L'été, quand est-ce ? — C'est dans la fin des six trimestres.

= **4.**

XI. — Où es-tu ici ? — A Vaucluse.

Avant d'être à Vaucluse, où étais-tu ? — A Sainte-Anne.

Et avant d'être à Sainte-Anne ? — J'étais chez nous.

Dans quelle rue — Rue D...

Quel numéro ? Numéro 5.

Est-ce loin de la Seine ? — Oui, Monsieur.

Dans quel arrondissement est-ce ? — Dans le treizième arrondissement.

Est-ce loin de la place d'Italie ? — Oui, Monsieur.

A côté de quoi est-ce ? — Je ne sais pas.

Est-ce loin de l'avenue de Choisy ? — Non, Monsieur.

Pour aller de la rue D... au Jardin des Plantes, quel chemin prendrais-tu ? — (L'enfant nous l'indique très exactement).

Sommes-nous loin de Paris, ici à Vaucluse ? — Oui, Monsieur.

Dans quel département sommes-nous ? — Je ne sais pas.

Quel en est le chef-lieu ? Je ne sais pas.

Ici, à la Colonie, sommes-nous plus près de la gare que de l'Asile ? Plus près de la gare (exact).

= **4.**

XII. — Es-tu de l'Allemagne, de la France ou de l'Angleterre ? — Je ne sais pas.

Comment ! Tu ne sais pas ? — Ah ! si, de la France.

Ton papa et ta maman sont de la France ? — Oui, Monsieur.

Y a-t-il d'autres pays que la France ? — L'Allemagne, l'Angleterre, la Chine.

Lesquels encore ? — Je ne sais plus.

La Bretagne, est-ce en France ? — Oui, Monsieur.

Et la Normandie ? Oui, Monsieur.

Et l'Auverge ? — Oui, Monsieur.

Aimerais-tu mieux être d'un autre pays que la France ! — J'aimerais mieux être de la France.

La Suisse est-elle en France ? — Non, Monsieur.

Pourquoi aimes-tu mieux être de la France ? — Je ne sais pas.

Qu'est-ce qu'on appelle la Patrie ? — C'est la France.

Pourquoi doit-on aimer sa patrie ? — Je ne sais pas.

= **4.**

XIII. — Ton père a-t-il été soldat ? — Oui, Monsieur.

Qu'était-il ? — Il était soldat de la ligne.

Comment appelle-t-on les soldats qui ont des canons ? — Je ne sais pas.

Quels sont les soldats qui vont à cheval ? — Les artilleurs.

Lesquels encore ? — Les cuirassiers.

Et encore ? — Je ne sais plus.

Les fantassins vont-ils à cheval ? — Non Monsieur, ils vont à pied.

Aimerais-tu être soldat ? — Oui, Monsieur.

A pied ou à cheval ? — A cheval.

Pourquoi ? — Je ne sais pas.

Sais-tu ce que c'est qu'un officier ? — Oui, Monsieur.

Qu'est-ce ? — Je ne sais pas.

Les officiers qu'ont-ils sur les manches ? — Ils ont des galons.

Comment appelle-t-on celui qui a le plus haut grade ? — Le capitaine.

Et le général est-il au-dessus ou au-dessous du capitaine ? — Au-dessous.

= 4.

XIV. — L'enfant lit bien, mais avec un peu d'hésitation.

= 4.

XV. —

La clé est dans la s érure

= 3

XVI. —		
2 + 2 = 4	2 ôté de 5 = 3	2 × 7 = 14.
5 + 4 = 9	4 — 9 = 5	4 × 8 = 32.
7 + 9 = 16	7 — 12 = 4	6 × 8 = 60.
10 + 15 = 25	8 — 8 = 0	4 × 7 = 38.
14 + 14 = 18	0 — 4 = 5	5 × 5 = 25.
12 + 8 = 20	15 — 21 = cela ne se peut pas	6 × 6 = 30.
15 + 16 = 26	12 — 18 = 16	9 × 9 = 81.
40 + 15 = 55	7 — 15 je ne sais pas	9 × 10 = 90.
45 + 45 = 108	9 — 12 = 2	9 × 11 = 110.
30 + 30 = 60	5 — 14 = 9	8 × 8 = 81.
25 + 15 = 103		8 × 6 = 60.

En 25, combien de fois 5 ? — 5 fois.
En 14, — 6 ? — Je ne sais pas
En 18, — 7 ? — 8 fois.
En 12, — 2 ? — 6 fois.
En 16, — 3 ? — 6 fois.

= **2.**

XVII. —

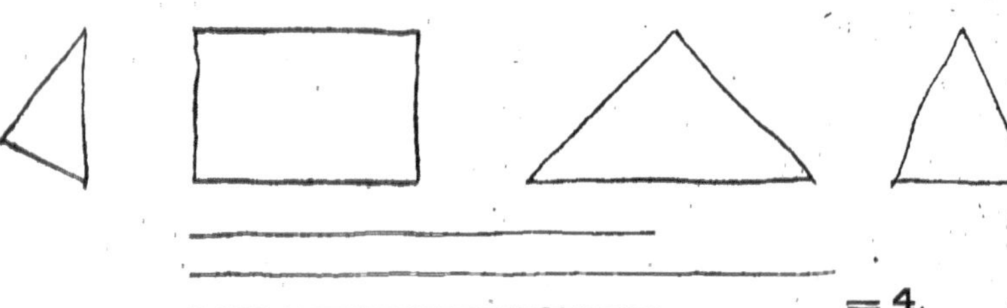

= **4.**

XVIII. — Sais-tu ce que c'est qu'un métier ? — Oui, Monsieur.

Qu'est-ce ? — C'est quand on travaille.

Quels sont les métiers que tu connais ? — Epicier, laboureur, pâtissier, astronome, aéronaute, cuisinier, plombier, charpentier, pharmacien, maréchal, maçon, vitrier, éleveur, etc. (Il nous en cite d'autres encore).

Que fait le plombier ? — Il plombe les tuyaux qui sont cassés.

Que fait l'orfèvre ? — Je ne sais pas.

Et le meunier ? — Le meunier, il fait le pain.

Et le couvreur ? — Il met les tuiles sur les toits.

Et le charpentier ? — Il fait le pain.

Le charpentier ! Tu crois ? — Le charpentier fait de la farine pour faire le pain.

Sais-tu ce que c'est qu'une poutre ? — C'est un grand *machin* qu'on met sous le plafond pour soutenir.

Quel métier aimerais-tu mieux faire ? — Encadreur.

Pourquoi ? — Parce qu'on se fatigue moins.

Est-ce un bon métier ? — Oui, Monsieur. = **4.**

XIX. — Sais-tu ce que c'est qu'une religion ? — Oui, Monsieur.

Qu'est-ce ? — C'est où tous les chrétiens sont réunis ensemble.

De qu'elle religion es-tu ? — De la religion chrétienne.

Sais-tu ce que c'est qu'un catholique ? — Oui, Monsieur : c'est celui qui croit en Dieu.

Et un protestant ? — Je ne sais pas.

As-tu fait ta première communion ? — Oui, Monsieur.

Sais-tu ce que c'est que des prières ? — Oui, Monsieur.

Qu'est-ce donc ? — C'est la prière que le bon Dieu a établi et la Sainte Vierge.

En sais-tu ? — Oui, Monsieur.

Lesquelles ? — *Notre père*, *Je vous salue, Marie*.

En sais-tu d'autres encore ? — Il n'y en a plus de prières ; il n'y en a que deux.

= 3.

XX. — Compréhension et Attention très satisfaisantes.

= 5.

Examen physique de l'enfant : Voûte palatine ogivale. Dents incisives supérieures convergentes. Oreilles mal ourlées et à lobule rudimentaire. Tourbillon des cheveux dévié à droite. Pas d'asymétrie faciale.

Pupilles égales et réagissant bien à la lumière et à l'accommodation.

Ensellure lombaire et immobilisation de la colonne lombaire.

Ventre un peu proéminent. Pas d'atrophie musculaire.

Réflexe patellaire un peu faible, égal des deux côtés.

Réflexe plantaire en légère flexion, peu accentué.

Réflexe crémastérien existe des deux côtés.

Reflexe du fascia lata très difficile à provoquer.

Points ovariens des deux côtés. Pas de troubles de la sensibilité de la peau et des muqueuses.

L'addition des coefficients donne 82 pour cet enfant, soit, — interprétant notre résultat, — débilité intellectuelle assez voisine de l'état normal.

Afin de ne point se laisser influencer par les signes de dégénérescence, il est bon de ne pratiquer l'examen physique de l'enfant qu'après avoir procédé à l'examen psychologique. Le sujet suivant, le jeune L..., est un exemple de la non-concordance très fréquente entre l'état intellectuel et les stigmates physiques de dégénérescence.

I. — La physionomie du jeune L..., 15 ans, ne dénote pas une bien grande intelligence. La veste est un peu tachée, mais boutonnée. Ongles un peu rongés, mains et visage propres. Politesse satisfaisante.

= **2**.

II. — Langage articulé satisfaisant, mais prononce un peu mal les mots difficiles : *aatilleur, aatillerie, anticonssutionnel.*

= **5**.

III. — Comment t'appelles-tu ? — L..., Charles-Auguste.
As-tu encore d'autres prénoms ? — Adolphe.
Quel âge as-tu ? — Quinze ans.
En quelle année es-tu né ? — En 1888, le 4 mars.
Où habites-tu ? — (Il nous donne son adresse exactement).
A quel pays es-tu né ? — A Paris.
Dans quel département es-tu né ? — Rue Broca.
Mais, dans quel département ? — (Il ne sait pas).

= **4**.

IV. — Tu as ton père et ta mère ? — Oui, Monsieur.
Qu'est-ce que fait ton père ? — Journalier.
Et ta mère ? — Blanchisseuse.
As-tu des frères ? — Non, Monsieur.
As-tu des sœurs ? — Non, Monsieur.
Tu es seul enfant, alors ? — Oui, Monsieur.
Ta mère, quel est son prénom ? — C'est ma belle-mère. Pauline.
Et ton père ? — Adolphe-Léon-Paul.
A quel pays sont nés tes parents ? — Je ne le sais pas.

Où travaille ton père ? — Aux rails des tramways dans les grands quartiers.

Quels quartiers ? — Du côté de la barrière de l'Etoile.

Et ta mère, où travaille-t-elle ? — (Il nous donne l'adresse exacte).

= **5**.

V. — Tu as quinze ans ; es-tu jeune ou vieux ? — Vieux.

A quel âge est-on vieux ? — A 60 ans.

A quel âge est-on un homme ? — A 21 ans.

A quel âge est-on soldat ? — On tire au sort à 21 ans.

Ton père et ta mère sont-ils jeunes ou vieux ? — Vieux.

Quel âge a ton père ? — 27 ans.

Et ta mère ? — Je ne sais pas.

Quel âge a-t-elle à peu près ? — Je ne sais pas.

A-t-elle bien 25 ans ? — Plus.

Trente ans ? — Un peu plus.

Trente-cinq ans ? – Oui, Monsieur.

A quoi reconnais-tu que quelqu'un est vieux ? — Aux cheveux blancs, à la figure.

A quoi encore ? — Lorsqu'ils voient qu'ils ne peuvent plus marcher, qu'ils ne voient plus clair, ne peuvent plus travailler.

= **3**.

VI. — Bonnes réponses sur la connaissance du corps ; mais il croit que son cœur est à l'épigastre et que l'avant-bras va jusqu'à l'épaule.

= **4**.

VII. — Assis à terre, il n'a pu se relever qu'avec le secours de ses bras. Les autres mouvements furent bien exécutés.

A l'expérience des petits points, il est arrivé à faire vingt points environ, au troisième essai.

= **4**.

VIII. — Quest-ce que (crayon) cet objet ? — Un crayon.

De quelle couleur est-il ? — Rouge.

Ecrit-il en rouge ? — En noir.

Papier quadrillé ? — (Il le nomme après un peu d'hésitation).

Nappe ! — (Il la nomme).

De quelle couleur est-elle ? — Blanche.

Eponge ?
Encrier ?
Tablier ?
Epingle ? } Bien.

Que fait-on avec une épingle ? — Pour attacher les vêtements.

Clef ? — (Il la nomme).

Que fait-on avec ? — On ouvre les portes.

Qu'est-ce qu'un compas ? — C'est pour faire un dessin.

Qu'est-ce qu'une photographie ? — C'est quand on se fait photographier.

Qu'est-ce que cela représente ? — La figure d'une personne qui s'est fait photographier.

Est-ce que cela peut représenter tout ce qu'on veut ? — Non.

Cela peut-il représenter un paysage ? — Ah oui ! c'est ce qu'on fait faire par le dessinateur.

= **4**.

IX. — As-tu bien déjeuné, ce matin ? — Oui, Monsieur.

As-tu bien dormi ? — Oui, Monsieur.

As-tu bon appétit ordinairement ? — Oui, Monsieur, toujours.

A quelle heure de la journée as-tu le plus faim ? — Quelquefois, cela me prend le matin et quelquefois aussi cela me prend que j'ai soif. Chez nous, je buvais beaucoup.

As-tu souvent soif ? — Oui, Monsieur, souvent.

En été, as-tu moins soif qu'en hiver ? — Beaucoup l'été.

Rêves-tu quand tu dors ? — Non, pas du tout.

Sais-tu ce que c'est qu'un rêve ? — On pense à une chose que c'est pas vrai. Quelquefois, je rêve du feu et je ne crie jamais.

De quoi as-tu rêvé, la dernière fois ? — Du feu, je croyais que les pompiers étaient ici à éteindre le feu et que je criais.

= **5**

XI. — Y a-t-il longtemps que tu es ici ? — Il y a quatre jours.

Te connais-tu bien à l'heure ? — Pas du tout, Monsieur, je n'ai jamais pu l'apprendre.

Combien y a-t-il de jours que tu as vu tes parents ? — Je ne les ai pas vus depuis que je les ai quittés, depuis mardi matin, à neuf heures.

A quel âge es-tu allé à l'école pour la première fois ? — A neuf ans on a essayé, mais le directeur ne m'a pas gardé, parce que je ne pouvais rien apprendre.

A quelle heure te lèves-tu le matin ? — A 5 heures ici.

Combien y a-t-il d'heures dans un jour ? — Je ne sais pas.

Combien y a-t-il de jours dans un mois ? — Vingt jours.

Combien y a-t-il de mois dans un an ? — Douze.

En quelle saison sommes-nous ? — En été.

Quand serons-nous au printemps ? — Au mois de mars, le 21.

Quand finit-il ? — Je ne sais pas.

Un jour est-il plus long qu'une semaine ? — Non.

Un mois est-il plus long qu'un an ? — Non, Monsieur.

Quel jour sommes-nous aujourd'hui ? — Mardi 26.

Et après-demain ? — Jeudi 28.

= 4

XI. — Où es-tu, ici ? — A l'Asile de Vaucluse.

Avant d'être à Vaucluse, où étais-tu ? — A Sainte-Anne.

Et avant d'être à Sainte-Anne ? — Chez nous.

Dans quelle rue ? (Il nous donne son adresse exactement).

Est-ce loin de la Seine ? — Pas bien loin.

Dans quel arrondissement ? — Le quinzième, Grenelle.

Est-ce loin de la rue de Vaugirard ? — Oui, Monsieur.

Est-ce loin de l'hôpital Boucicaut ? — Oh ! oui, Monsieur : l'hôpital Boucicaut est près du pont Mirabeau, près de la rue Saint-Charles, près du boulevard de Grenelle.

Est-ce loin de la Gare du Nord ? — Oh ! oui, bien loin.

Est-ce plus près de la gare Montparnasse que de la gare du Nord ? — Oh ! c'est plus près de la gare Montparnasse, à une demi-heure d'elle.

Dans quel département sommes-nous ici ? — Vaucluse.

Nous sommes en Seine-et-Oise ; quel est le chef-lieu ? — Je ne sais pas, Monsieur.

Es-tu déjà allé à Versailles ? — Non, Monsieur ; je n'y ai jamais été.

Ici, à la Colonie, sommes-nous plus loin du chemin de fer que de l'Asile ? — Plus loin du chemin de fer (inexact).

= **4**

XII. — De quel pays es-tu ? — De Paris.

Es-tu de l'Allemagne, de la France ou de l'Angleterre ? — De Paris même.

Tu n'es donc pas de la France ? — Ah ! si, de la France.

Ton père et ta mère sont-ils nés en France ? — Oui, Monsieur, ils sont nés en France.

Y a-t-il d'autres pays que la France ? — Oui, Monsieur.

Lesquels ? — La Normandie, Chatillon, l'Auvergne, la Picardie.

La Normandie est-elle en France ? — Oui, Monsieur.

Quels sont les pays qui ne sont pas en France ? — Je ne me rappelle plus.

L'Allemagne est-elle en France ? — Je ne sais pas, Monsieur.

La Bretagne est-elle en France ? — Je ne sais pas, Monsieur.

Aimerais-tu mieux être d'un autre pays que la France ? — J'aime mieux être en France.

Pourquoi aimes-tu mieux être de la France ? — Parce qu'on est mieux : c'est notre pays.

Qu'est-ce qu'on appelle la Patrie ? — C'est celui qui défend sa patrie.

Quelle est ta patrie ? — C'est être soldat sous les drapeaux, c'est défendre sa patrie.

Pourquoi doit-on aimer sa patrie ? — Il faut aimer sa patrie, la France.

Oui, mais pourquoi ? Je ne sais pas.

= **2**

XIII. — Sais-tu ce que c'est qu'un soldat ? — C'est celui qui est sous les drapeaux, qui défend sa patrie.

Ton père a-t-il été soldat ? — Oui, Monsieur.

Qu'était-il ? — En Afrique, chasseur à pied, il a fait cinq ans comme engagé volontaire.

Comment appelle-t-on les soldats qui ont des canons ? — Les artilleurs.

Quels sont les soldats qui vont à cheval ? Les chasseurs à cheval, les cuirassiers, les artilleurs, les hussards, les « *gradons* ».

Les fantassins vont-ils à cheval ? — A pied, l'école polytechnique à pied, les pompiers à pied.

Aimerais-tu bien être soldat ? — Oui, Monsieur, fantassin ; j'aurais trop peur à cheval, mais je marche bien.

Sais-tu ce que c'est qu'un officier ? — C'est celui qui commande, qui a un grade en or.

Comment s'appelle l'officier qui a le plus haut grade ? — Le général. **= 5**

XIV. — Sais-tu lire ? — Pas du tout. Je n'ai jamais pu apprendre et je ne vois pas beaucoup clair.

(En effet, il ne connaît même pas ses lettres),

= 0

XV. — Tout ce qu'il peut faire, est de copier, tant bien que mal, les mots peu difficiles. Il ne sait pas lire ce qu'il écrit.

En effet, il ne
langage SOLDAT BA

= 1

XVI. —			
	2 + 2 = 4	2 ôté de 4 = 12	2 × 7 = 28.
	9 + 10 = »	4 — 8 = 16	4 × 8 = 29.
	15 + 5 = »	8 — 10 = 20	2 × 6 = 40.
	12 + 2 = 16	5 — 5 = 40	4 × 7 = 20.
	10 + 5 = 20	0 — 2 = 25	4 × 4 = 12.
	45 + 45 = 40		5 × 5 = 10.

En 25, combien de fois 5 ? — Je ne sais pas.
En 12, combien de fois 2) — 20 fois.

= 0

XVII.

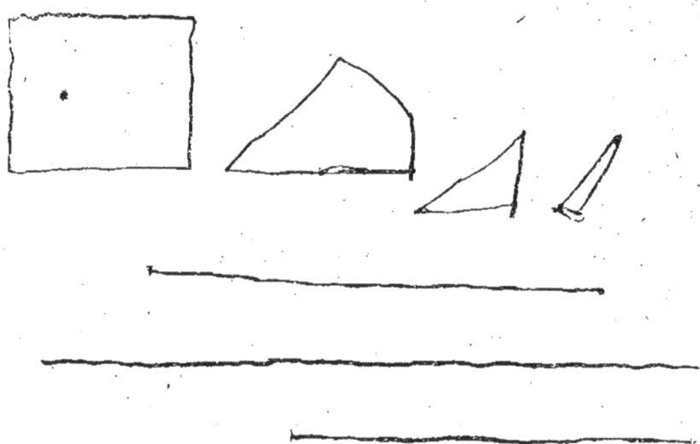

= 1

XVIII. — Sais-tu ce que c'est qu'un métier ? — Un métier c'est quand on apprend un métier pour travailler.

Quels sont les différents métiers que tu connais ? — Serrurier, menuisier, charpentier, la brochure, la pâtisserie, le balayeur, le jardinier, le fumiste,

Que fait le charpentier ? — Le charpentier, il fait des charpentes de bois.

Que fait le plombier ! — Il pose des fontaines et le gaz.

Et le maçon ? — Il fait des maisons. Le terrassier pioche. Les égouttiers descendent dans les égouts pour les nettoyer. Le blanchisseur porte le linge et coule le linge. Le charretier conduit les tombereaux de sable.

Que fait le charcutier ! — Il fait de la charcuterie et va la livrer en ville. Le crémier vend du fromage.

Quel métier aimerais-tu mieux faire ? — Faire le relieur, car on gagne bien plus et on est tranquille.

Est-ce un bonmétier, relieur ? — Oui, Monsieur.

Que fait le meunier ? — Le pain avec de la farine.

Et le boulanger ? – Du pain et il l'amène.

Mais le meunier fait-il le pain, lui aussi ? — Non, Monsieur, il conduit la farine chez le boulanger.

= 2

XIX. — Sais-tu ce que c'est qu'une religion ? — Ce sont les églises.

De quelle religion es-tu ? — Catholique.

Y a-t-il d'autres religions que la religion catholique ? — La religion protestante.

Quelle différence y a-t-il entre la religion catholique et la religion protestante ? — La religion catholique est meilleure.

As-tu fais ta première communion ? — Oui, mais on ne voulait pas me la faire faire parce que je ne savais pas lire.

Qu'est-ce que c'est qu'une prière ? — J'en sais.

Lesquelles sais-tu ? — Au nom du Père. Notre Père. Je vous salue, Marie. Je crois en Dieu, et bien d'autres encore.

= 3.

XX. — Compréhension et Attention normales.

= 5.

Examen physique : Le crâne présente une conformation spéciale.

Peu élevé dans la région frontale, il est plus développé à la région pariétale. Occiput, par contre, assez proéminent. Le tourbillon des cheveux est bien médian.

Voûte palatine un peu ogivale. Dents petites et assez mal différenciées, surtout au maxillaire inférieur. Les incisives ont leur tranchant crénelé.

Onychophagie. Oreilles un peu dissemblables, mal ourlées et à lobule rudimentaire.

Pupilles réagissant bien à la lumière et à l'accommodation.

Pas d'inégalité pupillaire. La pupille gauche n'est pas absolument ronde.

Aux deux pieds, le second orteil est de longueur un peu exagérée.

Reflexe patellaire un peu faible.

Reflexes plantaire et du fascia lata normaux.

Reflexe crémastérien un peu faible, à droite.

Le testicule gauche est ectopié dans le canal inguinal.

Le testicule droit est dans les bourses, mais peut remonter assez haut dans le trajet inguinal.

Peu de poils au pubis. Verge grosse.

Points ovariens et mamelonnaires des deux côtés, mais pas de troubles de la sensibilité cutanée.

Cet enfant obtient un total de 66. Il est, comme son camarade, un débile mental, mais plus voisin de l'imbécillité que de l'état normal. Le jeune L..., nous a dit, dans l'interrogatoire, qu'il n'avait jamais pu apprendre à l'école. Mais, d'un autre côté, en jetant un coup d'œil sur l'ensemble de ses coefficients, nous constatons que ce qui est faible en lui, à peu près nul, c'est l'instruction, Le reste est loin d'être mauvais, ainsi qu'on peut en juger, si ce n'est l'habitus extérieur. Cet enfant, parmi des stigmates de dégénérescence assez nombreux a une conformation crânienne spéciale et un facies d'où l'intelligence semble bannie, au premier abord. Mais, si on l'observe et si l'on cause un instant avec lui, on constate qu'il est poli, s'exprime relativement bien et se tient proprement. Nous pensons donc, au sujet du jeune L..., que ses parents, de même que les instituteurs qui l'ont eu dans les écoles de Paris, se sont laissés hypnotiser par son aspect physique et l'ont déclaré, un peu trop à la légère, impropre à l'instruction. D'autre part, il nous apprend qu'il était en butte aux railleries de ses camaaades, ce qui devait contribuer à lui donner une mauvaise opinion de lui-même et à le décourager, en même temps qu'à l'énerver et à l'abrutir. Avec une dose suffisante de patience, un instituteur éclairé arriverait à donner à cet enfant, d'ailleurs docile, l'instruction qui lui manque. Le pronostic est donc meilleur qu'il ne semblerait à première vue.

I. — Le jeune F..., 9 ans, se présente à nous les mains dans les poches. Visage et mains un peu malpropres. Ongles rongés. Facies peu intelligent.

= **2**.

II. — Le langage est rudimentaire et la voix un peu nasonnée, parfois inintelligible. Il prononce : *Aatilleur*, *aatillerie*. *Polytennique*. *Anticontitutollellement*. La *téviette est blante* (La serviette est blanche). *La fénéte est ouvéte* (La fenêtre est ouverte).

= **2**.

III. — Comment t'appelles-tu ? Edmond (Puis, un instant après, il prononce son nom de famille).

Quel âge as-tu ? — Neuf ans.

Quels sont tes prénoms ? — Emile-Adolphe-Edmond.

Quand es-tu né ? — En 1802.

Dans quel mois ? — Dans le mois de janvier ou février.

Le combien de ce mois ? — Le 9.

Tu ne sais pas si c'est janvier ou février ? — Non.

A quel pays es-tu né ? — A Paris.

Où habitent tes parents ? — (Il nous dit le nom de la rue).

Quel numéro ? — Numéro 9.

Dans quel arrondissement ? — Neuvième (exact).

Dans quel département est-ce ? — (Réponse inintelligible).

= **3**.

IV. — Tu as ton père et ta mère ? — Oui.

Qu'est-ce que fait ton père ? — Il est employé à la Compagnie du gaz (L'enfant se met alors à pleurer).

Et ta maman, que fait-elle ? — Elle coud.

Chez elle ? — Oui.

As-tu des frères ? — Oui, j'en ai quatre.

Comment s'appellent-ils ? — Y a Jacques, Yvonne et Henriette.

Il n'y en a que trois, alors ? — Oui.

As-tu des sœurs ? — Deux : Marie, Amélie, et puis ma tante Petit.

Qui est-ce, ta tante Petit ? C'est une tante qui a été marraine au troisième.

Tes frères, quel âge ont-ils ? — Neuf ans.

Et tes sœurs, quel âge ont-elles ? — Je leur ai pas demandé ; j'y étais pas.

Ta maman, comment s'appelle-t-elle ? (Il nous donne le nom de famille de sa mère).

Mais, son prénon. Est-ce Henriette, Jeanne.. ? — Non. (Il répète le nom de famille de sa mère). Mon père, il s'appelle (Il donne exactement le nom de son père).

A quel pays est né ton père ? — A... (mot inintelligible).

Et ta mère, où est-elle née ? — A Paris.

= 3.

V. — Es-tu jeune ou vieux ? — Jeune.

Quand est-ce qu'on est vieux ? — Quand on est vieux.

A quel âge ? — A neuf ans. Maman elle est vieille. Mon grand' père il est mort.

A quel âge est-on un homme ? — Un homme, y a toujours bien quatre ans.

A quel âge est-on soldat ? — Papa il a été soldat, il était militaire.

Mais, à quel âge ?....

Tu ne sais pas ? — Non.

Ton papa, est-il jeune ou vieux ? — Jeune.

Quel âge a-t-il ? — Cinq ans.

Et ta maman ! — Elle a neuf ans.

A quoi reconnais-tu que quelqu'un est vieux ?. ...

Les cheveux de quelqu'un qui est vieux, de quelle couleur sont-ils ? — Rouges.

Et la figure de quelqu'un qui est vieux, comment est-elle ? — Ridée. Maman, elle a toujours mal aux mains.

Quelqu'un qui est vieux, comment marche-t-il ? — Comme tout le monde.

Est-ce qu'il peut courir ? — Non.

= **2**.

VI. — Tire la langue. } Bien.
Ferme les yeux. }

Mets ton doigt sur ton oreille droite. (Il met le doigt sur la gauche).

Comment s'appelle l'endroit (joue) où je te touche ? — Une joue.

Où est ton cœur ? } Bien.
Et ton estomac ? }

Et ton cerveau ? — (Il montre son cou).

Ta cervelle ? } Bien.
Ton épaule ? }

Ton avant-bras ? — (Il montre son bras).

Tes lèvres ? } Bien.
Tes gencives ? }

Tes paupières ? — (Il montre ses dents).

Ferme la paupière droite ? — (Il ferme les yeux).

Où est ton pied ? — (Il montre sa jambe).

Montre moi ta jambe. } Bien.
Et ta cuisse. }

Enlève ta veste le plus vite possible. (Assez bien).

Remets là le plus vite possible. (Assez bien).

= **3**.

VII. — Assieds-toi ici. } Bien.
Mets les bras en l'air. }

Mets les mains sur la tête. (Il n'en met qu'une).

Les deux. }
Croise-toi les bras. } Bien.
Lève-toi. }
Assieds-toi à terre. }

Croise-toi les bras et relève-toi les bras croisés. (Il ne peut le faire).

(Il enfile bien l'aiguille et retrousse bien le bas de son pantalon).

= **4**.

VIII. — L'enfant reconnaît bien l'encrier, le tablier, le crayon, l'éponge, l'épingle, la nappe.

De quelle couleur est ce crayon ? — Jaune. (Il est rouge).

De quelle couleur écrit-il ? — Noir (exact).

Qu'est-ce que ceci (papier quadrillé) ? — Une page.

De quelle couleur est cette nappe ? — Blanche.

Que fait-on avec une clef ? — On ouvre la porte.

Que fait-on avec une épingle ? — On pique.

Que pique-t-on ? — Les pailles pour qu'ils tiennent.

Sais-tu ce que c'est qu'un compas ? — Non.

Tu n'en as jamais vu ? Non.

Sais-tu ce que c'est qu'une photographie ? — Oui.

Qu'est-ce ? — C'est une photographie qu'on met les petits bébés dedans.

Qu'est-ce que cela représente ? — Cela représente un petit bébé.

Une photographie peut-elle représenter tout ce qu'on veut ? — Non.

= **3**.

IX. — As-tu bien déjeuné, ce matin ? — Oui.

As-tu bien dormi ? — Oui, Monsieur.

As-tu bon appétit, ordinairement ? — Oui.

A quelle heure de la journée as-tu le plus faim ? — A onze heures.

A quelle heure as-tu le plus soif ? — A quatre heures.

As-tu souvent soif ? — Oui.

En été, as-tu moins soif qu'en hiver ? — Moins soif.

Quand il fait chaud, tu as moins soif que lorsqu'il fait froid ? — Oui.

Est-ce que tu rêves quand tu dors ? — Non, Monsieur.

Sais-tu ce que c'est qu'un rêve ? — Oui.

Quest-ce que c'est ? — C'est se réveiller dans la nuit.

De quoi as-tu rêvé, la nuit dernière ? — De maman (Il se met à pleurer).

Tu n'as pas bien déjeuné ce matin ? — Oui, Monsieur.

Tu n'as pas bien dormi ? — *Non*, Monsieur.

= **3**.

X. — Y a-t-il longtemps que tu es ici ? — Depuis samedi.

Cela fait combien de jours ? — Cela fait neuf jours (Deux jours en réalité).

Combien y a-t-il de jours que tu as vu tes parents ? — J'ai vu maman il y a dix-huit jours (pleurs).

A quel âge es-tu allé à l'école pour la première fois ? — J'étais tout petit....

Tu ne sais pas quel âge tu avais alors ? — Non.

Y a-t-il longtemps de cela ? — Oui.

A quelle heure te lèves-tu, le matin ? — A neuf heures du matin.

Combien y a-t-il d'heures dans un jour ? — Deux heures.

Et dans un mois, combien y a-t-il de jours ? — Quatre mois, cinq mois.

Dans le mois de février, combien y a-t-il de jours ? — Il y a quatre jours.

Dans un an, combien y a-t-il de mois ? — Quatre mois.

Un jour est-il plus long qu'une semaine ? — Oui.

Une semaine est-elle plus longue qu'un mois ? — Oui.

Un mois est-il plus long qu'un an ? — Oui, Monsieur.

Beaucoup plus long ? — Oui, Monsieur.

En quelle saison (1er juin), sommes-nous ? — Au mois de mai.

Sommes-nous en hiver ou au printemps ? — En été.

Quel jour sommes-nous ? — Lundi (exact).

Et après-demain ? — Mardi.

Après demain ? — Mercredi.

Et avant-hier ? — Samedi.

Et dans huit jours ? — Lundi.

= **2**

XI. — Où es-tu, ici ? — A Vaucluse.

Avant d'être à Vaucluse, où étais-tu ? — A un numéro.

Lequel ?. . . . .

La rue où tu habitais, était-ce loin de la Seine ? — Non (inexact).

Loin du bois de Boulogne ? — Non, Monsieur (inexact).

Es-tu resté longtemps dans cette rue ? — Oui.

Est-elle loin des fortifications ? — Non, non, Monsieur (inexact).

Est-elle loin du cimetière Montmartre ? — Oui c'est loin (inexact).

Sommes-nous loin de Paris, ici à Vaucluse ? — Oui.

Dans quel département sommes-nous, sais-tu ? — Non.

Quel est le chef-lieu du département de Seine-et-Oise ?. . . Tous les facteurs y passent toutes les lettres.

= 2

XII. — De quel pays es-tu ? de la France, de l'Angleterre ou de l'Allemagne ? — Je suis de la France.

Ton père et ta mère sont-ils nés en France ? — Non, à Paris.

Paris n'est donc pas en France ? — Non.

La Bretagne est-elle en France ? — Non, c'est à l'Angleterre.

Et la Normandie, est-ce à la France ! — Oui.

Y a-t-il d'autres pays que la France ? — Oui.

Lesquels ? — Il y a l'Amérique, l'Asie.

Aimerais-tu mieux être d'un autre pays que de la France ! — Oui.

Duquel ? — D'autre part.

Pourquoi aimerais-tu mieux être d'un autre pays ? — Parce que j'aimerais mieux être à Paris.

Qu'appelle-t-on la Patrie ? (Réponse inintelligible).

Quelle est ta patrie ? C'est la France.

Pourquoi doit-on aimer sa patrie ? — Parce que elle est beau.

= 1

XII. — Sais-tu ce que c'est qu'un soldat ? — Oui, c'est (inintelligible).

Ton père a-t-il été soldat ? — Oui, Monsieur.

Qu'est-ce qu'il était ? — Il a été militaire.

Etait-il à pied ou à cheval ? — A cheval.

Comment appelle-t-on les soldats qui ont des canons ? — Des soldats. . . (inintelligible).

Les fantassins vont-ils à cheval ? — Non, non, Monsieur.

Quels sont les soldats qui vont à cheval ! — Les cuirassiers.

Et lesquels encore ? — Les soldats militaires.

Aimerais-tu être soldat, toi ? — Oui, Monsieur.

Aimerais-tu mieux être à pied ou à cheval ? — A cheval.

Pourquoi ? — Parce qu'on se fatigue bien mieux.

Parce qu'on se fatigue bien mieux ? — Oui, Monsieur.

Sais-tu ce que c'est qu'un officier ? — Oui, Monsieur.

Qu'est-ce ? — C'est un soldat officier.

Qu'est-ce qu'ils ont sur les manches, les officiers ? — Ils ont des galons.

Comment appelle-t-on l'officier qui a le plus haut grade ? — Un « *comitare* » militaire.

= 2

XIV. — Sais-tu lire ? — Oui, Monsieur.

(Il lit avec assez de peine l'imprimé et ne déchiffre presque pas le manuscrit). = 2

XV. — Sais-tu écrire ? Oui, Monsieur.

Ecris-moi : *la clef est dans la serrure.*

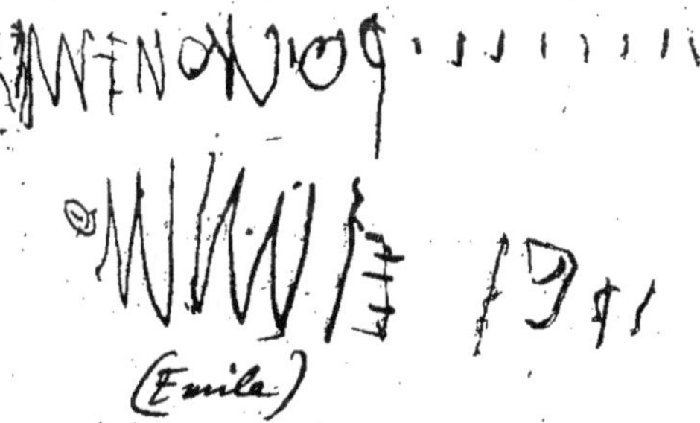

(Il écrit avec la main gauche et de droite à gauche. Il ne peut écrire de la main droite). = 0

XVI. —

2 + 2 = 3	2 ôté de 5 = 9	2 × 7 = 9.
5 + 5 = 10	6 8 = 6	4 × 8 = 10.
6 + 2 = 4	4 4 = 6	5 × 5 = 9.
9 + 4 = 9	5 8 = 9	3 × 3 = 4.
12 + 2 = 4	4 6 = 6	2 × 5 = 10.
5 + 3 = 10		8 × 6 = 6.
7 + 2 = 11		2 × 4 = 6.
4 + 4 = 10		2 × 2 = 2.

En 25, combien de fois 5 ? — 6 fois.
En 2, combien de fois 1 ? — 3 fois.

= **0**

XVII. —

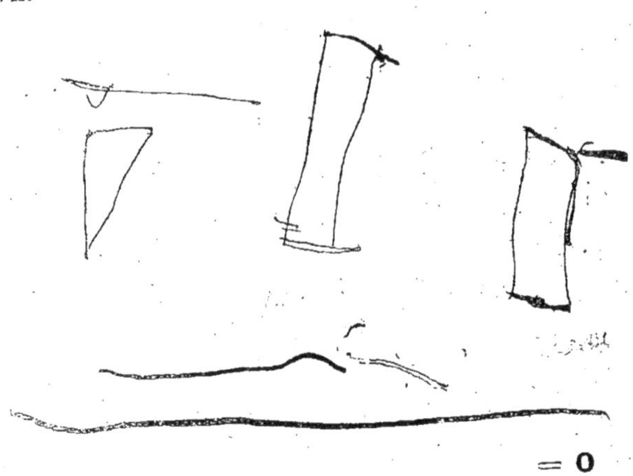

= **0**

XVIII. — Sais-tu ce que c'est qu'un métier ? — Oui, Monsieur.

Qu'est-ce ? — C'est un métier comme les autres.

Quels sont les différents métiers que tu connais ? — Je n'y étais pas, Monsieur.

Que fait le plombier ? — Il arrange les robinets.

Et le boulanger ? — Il fait du pain.

Et le serrurier ? — Il fait les serrures.

Et le boucher ? — Il tue les bêtes.

Le meunier ? — Il bat du blé.

L'orfèvre ? — L'orfèvre, je ne le connais pas.

Et le maçon ? — Il marque les murailles.

Le couvreur ? — Il couvre les maisons.

Et le charpentier ? — Il charpente les maisons.

Qu'est-ce qu'une charpente ? — C'est un charpentier.

Quel métier aimerais-tu faire, toi ? — Serrurier.

Pourquoi donc ? — Parce qu'on fait des serrures.

Est-ce un bon métier ? - Oui.

Pourquoi aimerais-tu mieux le métier de serrurier ? — Parce qu'il est plus mieux.

= **3.**

XIX. — Sais-tu ce que c'est qu'une religion ? — Oui, c'est. . . . (inintelligible).

De quelle religion es-tu, toi ? — De Paris.

Es-tu catholique ? — Oui, Monsieur.

Es-tu protestant ? — Oui, Monsieur.

Es-tu israëlite ? — Oui, Monsieur.

Quelle différence y a-t-il entre un protestant, un catholique et un israëlite ? — Oui, Monsieur.

De quelle religion sont tes parents ? — Je ne sais pas, Monsieur.

As-tu fait ta première communion ? — Non, Monsieur.

Sais-tu des prières ? — Oui, Monsieur.

Lesquelles ? — Notre Père.

Lesquelles encore ? — Je vous salue, Marie, Je crois en Dieu, Je me confesse à Dieu.

= **1.**

XX. — Attention bonne.

Compréhension relativement bonne.

= **3.**

Examen physique : Microcéphalie. Voûte palatine ogivale.

Dents incisives et canines assez mal différenciées. Les incisives ont leur tranchant crênelé.

Tourbillon des cheveux un peu dévié à droite.

Cataracte de l'œil droit; néanmoins, il voit assez clair de cet œil. La pupille gauche est assez paresseuse à réagir à la lumière.

Reflexe patellaire fort des deux côtés.

Reflexe crémastérien existe.

Pas de trépidation du pied ni de la rotule.

Reflexe plantaire : extension de tous les orteils, des deux côtés.

Reflexe du fascia lata existe.

Les 2 testicules peuvent remonter jusqu'en haut du trajet inguinal.

Pas de déformation des pieds.

Cicatrice profonde, osseuse, en avant de la malléole péronière gauche et attenant à la malléole et aux os du tarse.

Le coefficient total obtenu 41 nous fait ranger cet enfant dans la catégorie des imbéciles. Son assez jeune âge (neuf ans) nous laisse espérer pouvoir l'améliorer un peu à mesure qu'il grandira. Mais le mauvais état de sa vue et la défectuosité de sa parole nous portent à croire que l'amélioration ne sera jamais bien considérable.

Notre procédé étant ainsi exposé, nous allons examiner à quelles critiques il peut donner lieu et quelles objections il peut soulever.

CHAPITRE IV

Critique et objections

La méthode d'examen que nous expérimentons étant un procédé médico-psychologique nouveau, en d'autres termes n'ayant pas l'appui d'expérimentations antérieures, est passible, sans aucun doute, d'un certain nombre d'objections qu'il nous paraît intéressant d'examiner maintenant. Ces objections peuvent être relatives soit au questionnaire, soit au sujet interrogé, soit à l'interrogateur.

Peut-être pourra-t-on reprocher au questionnaire de faire un appel exagéré à l'instruction et d'enregistrer ainsi, non le niveau intellectuel, mais le degré d'instruction de l'enfant, ce qui arriverait à comparer des éléments dissemblables, l'instruction pouvant n'avoir pas été donnée dans la même mesure à chacun des enfants.

Cette objection séduit au premier abord et il est certain que le procédé idéal est celui qui ferait appel exclusivement à ce que les enfants peuvent tirer de leur propre fonds en laissant absolument de côté toutes les connaissances acquises. Mais, comment arriver à éliminer les notions d'érudition proprement dite, à une époque où, dès l'âge de trois ans, on apprend déjà à lire aux enfants ? Et d'ailleurs l'instruction n'est-elle pas la pierre de touche de l'intelligence ! N'est-elle pas, avec l'hygiène, le traitement médico-pédagogique des débilités mentales ! L'instituteur n'est-il pas le collaborateur indispensable du médecin dans la cure des affections qui nous occupent !

Nous pensons qu'il est impossible de constituer un questionnaire ou un mode d'examen intellectuel sérieux dont les notions dues à l'érudition seraient bannies. L'intelligence ne se développe, l'enfant ne se parfait et ne s'achemine vers la dignité d'homme que grâce à l'instruction et par l'instruction, dont l'éducation n'est qu'une partie. L'instruction primaire étant aujourd'hui rendue obligatoire, il est à supposer par conséquent, qu'elle a été donnée à quelque degré que ce soit d'ailleurs, aux enfants soumis à l'examen. Si l'enfant n'a pu rien apprendre à l'école, si l'enseignement a échoué près de lui, cela ne sera évidemment pas en faveur de ses facultés intellectuelles, alors même que d'autres causes entreraient en jeu comme pour le jeune L... Charles, dont nous avons reproduit l'examen.

L'instruction proprement dite ne se trouve dans notre questionnaire qu'en proportion raisonnable, mais elle y est indispensable. Comment, par exemple, bien explorer l'idée de patrie, sans faire appel à quelques notions géographiques !

Le but principal de notre méthode est de différencier les débiles proprement dits des autres classes d'arriérés, imbéciles et idiots, lesquelles peuvent aussi être différenciées entre elles. Or, l'instruction obligatoire ayant été tentée chez les débiles et les imbéciles, ils en présenteront tout au moins quelques traces et nos quatre paragraphes d'instruction proprement dite auront, par conséquent, leur raison d'être.

Au cours de l'interrogatoire, on pourrait craindre aussi

d'être induit en erreur par l'influence du milieu où l'enfant aura vécu. Il est certain que l'enfant parisien apportera dans ses réponses une vivacité d'esprit et une compréhension que ne déploiera pas l'enfant de la campagne. Les cas de moins en moins fréquents d'ailleurs, dans lesquels l'aspect d'imbécillité tient à un défaut absolu d'éducation et d'instruction font partie de ces états appelés par M. Chambard *pseudo débilités mentales*. Ce n'est pas seulement notre méthode d'examen, mais l'observation clinique ellemême qui peut, dans ces cas, être induite en erreur.

La connaissance du milieu dans lequel notre sujet aura été élevé nous mettra sur nos gardes et la faiblesse de son coefficient ne nous fera pas porter un mauvais pronostic. C'est, d'ailleurs, en vue des cas de ce genre que nous recommandons de bien se mettre à la portée de l'enfant en l'interrogeant et de juger ses réponses selon le vrai et le faux sans tenir compte de l'élocution plus ou moins facile.

On pourrait aussi objecter qu'un très jeune enfant, de sept ans par exemple, ne répondra pas à nos interrogations d'une façon relativement aussi satisfaisante que le jeune homme de seize ou dix-sept ans et que, de ce fait, l'interprétation et la comparaison des coefficients obtenus sera difficile.

Sans nul doute, le total des points obtenus par de très jeunes enfants (6 à 9 ans) est d'une interprétation moins aisée que pour les enfants plus âgés. C'est pour ces plus jeunes enfants que l'influence du milieu est très importante à connaître. Ils peuvent n'avoir guère fréquenté l'école jusqu'alors. Ils n'ont pas encore vécu d'une vie, pour ainsi dire officielle, confinés entre leurs parents et soumis à une éducation très variable. Notre questionnaire aura cependant, même dans ces jeunes âges, une très grande valeur, car des enfants normaux de sept et huit ans, examinés par nous, ont obtenu le maximum des points ou sont restés très voisins de celui-ci.

Une autre cause d'erreur, et celle-là parfois très embarrassante, est la timidité de certains enfants.

La timidité a été l'objet des études de certains psychologues. Dugas (1), entre autres, a bien montré la tempête qu'elle soulève dans l'esprit humain. Elle provoque :

Des symptômes moteurs, paralysie et gaucherie.

Des symptômes intellectuels, stupidité consistant dans l'incapacité de fixer son attention, dispersion de l'attention, désordre et incohérence des idées, défaut de présence d'esprit.

Des symptômes émotionnels, perte du sentiment, chaos de sentiments contraires. La timidité contient l'impulsion au mensonge et s'accompagne peut-être d'un certain degré de suggestibilité.

Cette symptomatologie nous fait pressentir les inexactitudes auxquelles notre méthode sera sujette, chez les enfants timides. Or, la timidité est assez commune chez les débiles mentaux. Mais, c'est aux plus bas degrés de l'échelle intellectuelle qu'on la constate surtout. Beaucoup d'idiots et d'imbéciles, lorsqu'on les regarde, baissent la tête et restent dans cette attitude tant qu'on ne s'est pas éloigné d'eux. Impossible alors d'en tirer autre chose que des monosyllabes qui ne sont pas toujours l'expression de leur pensée réelle. Nous avons dû renoncer à interroger quelques enfants à cause de leur extrême timidité, laquelle nous eût donné des

(1) Dugas. *Revue philosophique*, 1896. Analyse par A. Binet.

résultats absolument dépourvus d'exactitude. Certaines questions peuvent être très bien saisies par l'esprit de l'enfant, mais le trouble qu'y produit la timidité peut l'empêcher de formuler une bonne réponse. Dans d'autres cas, l'enfant peut avoir toute prête une réponse satisfaisante, mais ne pas oser l'exprimer. Ces inexactitudes et ces réticences sont le fait de l'impression, de la fascination produites sur l'esprit de l'enfant par le médecin qui interroge.

Parfois, il s'agit non plus de timidité, mais de sentiments de discrétion ou de personnalité. Par exemple, des questions concernant les parents peuvent être pénibles et rappeler des événements tristes sur lesquels un enfant pourra ne pas aimer à converser.

Quelquefois, l'enfant ne nous fera pas connaître sa pensée par crainte qu'on se moque de lui ou de sa réponse. Enfin, dans d'autres cas, la question sera comprise, mais la réponse paraîtra néanmoins défectueuse par difficulté de l'élocution et embarras pour trouver le mot propre.

A part des cas excessivement rares de timidité extrême, les obstacles dont nous venons de parler seront certainement surmontés par la bienveillance et la patience dont le médecin psychologue devra toujours faire preuve.

Arrivons aux objections se rapportant à la personne qui interroge. Dès l'abord se présente à l'esprit la crainte d'une variabilité excessive des différents coefficients suivant l'interrogateur, de même qu'on pourrait se demander si l'interrogateur, répétant à plusieurs reprises l'investigation chez le même individu, n'arriverait pas à des résultats plus ou moins discordants. M. Blin et moi avons, à plusieurs reprises, examiné séparément le même enfant et le maximum d'écart entre les coefficients a été de 5, ce qui est insignifiant au point de vue de la classification. Pareillement, répétant moi-même l'examen sur des enfants déjà interrogés à plusieurs reprises et à différents intervalles, j'ai obtenu des coefficients qui, s'ils n'étaient pas toujours identiques, à quelques points près, permettaient de placer chaque fois et très nettement l'enfant dans la catégorie intellectuelle à laquelle il appartenait. Nous ne croyons donc pas que l'écart soit jamais bien grand, si l'examen est convenablement pratiqué.

L'idéal serait, sans doute, d'avoir sur chacun des vingt chapitres, quatre questions dont la réponse exacte à chacune comporterait un point. Mais ici, la difficulté est extrême. Comment trouver des questions assez typiques et assez complètes pour pouvoir, en si petit nombre, schématiser cette foule d'idées renfermées dans chacun de nos paragraphes ? Et d'autre part, la réponse de l'enfant pourra varier de la vérité à l'erreur, en passant par leurs intermédiaires.

Comment alors exprimer ces intermédiaires, puisque nous n'aurions à notre disposition que 0 et 1. Comment exprimer l'assez bien et le médiocre ! Quatre questions seraient souvent insuffisantes pour explorer convenablement l'esprit de l'enfant sur des notions telles que la parenté, le lieu ou le temps. En raison de la diversité des âges comme aussi des éducations, il est nécessaire que le champ des questions des différents chapitres soit assez étendu pour permettre à l'investigateur de se rendre un compte le plus exact possible du développement intellectuel de son sujet.

Il lui faudra bien souvent développer une question, l'expliquer, la poser dans un style familier qui tombe à la portée de l'enfant, parfois discuter avec lui. La lecture pure et simple à un arriéré d'un chapitre de quatre questions risquerait de ne pas dévoiler son état d'esprit véritable.

Allant au devant des autres critiques qui pourront nous être objectées, nous nous demandons si on ne pourra pas reprocher à notre méthode d'être un procédé rapide, trop rapide pour pouvoir se prononcer sur l'état d'un arriéré et obligeant, en ce qui concerne les notions d'érudition entre autres, à se contenter de quelques résultats insuffisants et par là susceptibles de nous induire en erreur.

A cela on pourrait répondre que notre méthode est destinée à faciliter le diagnostic, à unifier, en quelque sorte, les méthodes de classification des enfants et de rendre ainsi plus faciles les comparaisons, mais qu'elle n'écarte nullement l'idée d'une observation postérieure qui, s'aidant des renseignements fournis par l'instituteur, des mensurations anthropométriques, des remarques journalières relatives à chaque enfant, viendra confirmer le diagnostic et le compléter, en quelque sorte, en donnant à l'enfant, dans chacune des grandes classes de débilité mentale où il a été placé, sa caractéristique spéciale, sa note particulière.

Nous devons signaler, en terminant ce chapitre, quelques écueils rendant parfois impossible où, tout au moins, compliquant l'examen clinique des malades.

Ce sont, tout d'abord, la surdité et la surdi-mutité qui rendent tout interrogatoire inapplicable par les procédés ordinaires. De même la cécité ou les troubles de la vision suffisants pour avoir empêché l'enfant d'apprendre à lire, écrire, calculer et dessiner. Dans ce cas cependant, on peut pratiquer l'examen comme à l'ordinaire et, avec les coefficients obtenus, prendre une moyenne qui représentera les notes absentes du dessin, de la lecture, de l'écriture et du calcul. Nous avons procédé ainsi pour deux enfants de la Colonie. Lorsqu'il y a des troubles prononcés de la vision, mais ayant permis cependant l'instruction jusqu'à un certain point, il faut en tenir compte dans les coefficients attribués, car un enfant qui voit mal aura beaucoup moins de facilités pour apprendre et progresser, sans compter la difficulté plus grande pour l'examiner.

Il faut considérer encore comme un écueil pour notre procédé la paresse excessive d'un enfant à l'école, son manque de goût total pour l'instruction, alors que ses facultés intellectuelles lui permettraient de s'instruire largement. Nous avons aussi rencontré un exemple de ce genre parmi nos sujets.

Outre le mauvais état des sens et la paresse scolaire excessive, il faut signaler enfin la difficulté que l'on pourra rencontrer chez un individu qui comprend mal et parle plus ou moins difficilement la langue dans laquelle on s'adresse à lui. Nous avons ainsi éprouvé quelque difficulté à l'examen d'un jeune alsacien : il peut être alors très malaisé de faire la part du manque de compréhension par défaut d'intelligence et de la difficulté à comprendre une langue étrangère.

CHAPITRE V

Les résultats. — Leur interprétation.

Afin de mieux caractériser la méthode que nous venons de proposer et d'étudier, il nous paraît utile de faire connaître maintenant les résultats de notre expérimentation.

Celle-ci a porté sur 250 enfants de la Colonie de Vaucluse. Nous avons laissé de côté la plupart de nos idiots profonds, d'ailleurs presque incapables de répondre et pour lesquels le diagnostic est manifeste. Ils sont, par cela même, peu intéressants au point de vue qui nous occupe ; cependant, afin de pouvoir établir des comparaisons entre les diverses catégories d'arriérés, nous avons cru bon d'en interroger quelques-uns parmi les plus élevés dans le groupe de l'idiotie.

La grande majorité des enfants sur lesquels ont porté nos expériences sont des débiles, des imbéciles et de simples dégénérés ; ce sont d'ailleurs les divers types de débilités mentales traités à la Colonie de Vaucluse, service plus spécialement destiné aux enfants susceptibles d'être occupés à un travail manuel. Les premiers résultats des interrogatoires furent soumis à l'examen critique de M. Binet, et la première pensée du distingué maître de l'école des Hautes-Etudes fut qu'il était nécessaire, pour préciser les résultats de la méthode, d'expérimenter en même temps cette dernière sur des enfants normaux, afin d'avoir un point de comparaison.

La réponse à cette objection, d'ailleurs faite *a priori*, était facile, car un certain nombre de nos malades sont des dégénérés, atteints de débilité ou d'imbécillité morale, mais sans atteinte de la sphère intellectuelle qui peut être considérée comme intacte.

Les 250 sujets sur lesquels ont porté nos examens sont âgés de sept à vingt-six ans. Nous avons donc pu étudier l'état intellectuel des débiles depuis l'enfance jusqu'à l'âge adulte.

Avant l'âge de sept ans, notre méthode n'est guère susceptible d'applications. Les notions généralement acquises par l'enfant, même normal, ne lui permettent pas de comprendre encore nos questions et d'y répondre.

Ce n'est, d'ailleurs, le plus souvent, que vers l'âge de sept ans que l'enfant est soumis à l'examen de l'aliéniste. Avant cet âge, les parents se sont bien aperçu que leur enfant « n'est pas comme les autres », leur attention a été accrue parfois à l'apparition de stigmates anatomiques de la dégénérescence, mais ils espèrent néanmoins en l'âge et en la croissance. D'autre part, pour le clinicien lui-même, un diagnostic intellectuel ferme est alors assez malaisé : avant la septième année, on peut très bien confondre un idiot profond avec un imbécile et même, dans certains cas, avec un débile.

Chacun de nos examens nous a demandé un temps variable entre vingt minutes et une heure. La durée est subordonnée au degré d'intelligence du sujet : alors qu'un enfant normal répond facilement à nos questions, il faut, au contraire, avec les débiles accentués et surtout les imbéciles, s'armer de patience et n'économiser ni les paroles, ni les explications.

Dans l'exposé de nos résultats, nous avons groupé les enfants suivant la classe des débilités mentales à laquelle ils appartiennent et dans celle-ci, suivant les âges.

La moitié des sujets interrogés ont entre treize et seize ans.

§ Ier. — Débiles intellectuels et débiles moraux.

Les tableaux qui suivent contiennent les coefficients obtenus chez 160 débiles intellectuels proprement dits et débiles moraux.

Nous avons indiqué, à la partie inférieure des colonnes, les affections et les infirmités constatées qui peuvent plus ou moins entrer comme facteur dans la constitution de l'état intellectuel de l'enfant. Ont été également notés les enfants pourvus du certificat d'études primaires et ceux qui seront présentés l'année prochaine à cet examen.

Tableau I.

	M... 7 ans.	P... 8 ans.	G... 8 ans.	C... 8 ans 1/2.	W... 9 ans.	F... 9 ans.	M... 9 ans.	M... 9 ans 1/2.	E... 10 ans.	D...
1. Habitus extérieur	3	5	5	2	5	4	5	5	4	5
2. Langage	5	5	5	3	5	5	5	5	5	5
3. Nom	4	5	5	3	4	4	5	5	4	4
4. Parents	4	5	5	4	5	5	5	5	4	5
5. Notions sur l'âge	2	5	5	4	3	5	5	5	4	4
6. Connaissance du corps	3	5	5	3	5	4	5	5	3	4
7. Mouvements	5	5	5	4	5	5	5	5	5	5
8 Notions sur les objets	5	5	5	5	5	5	5	5	4	5
8. Sensations internes	5	5	5	5	5	5	4	5	4	3
10. Notion de temps	2	5	5	4	2	2	3	4	3	3
11. Notion de lieu	4	5	5	4	2	2	4	4	4	4
12. Notion de patrie	5	5	5	2	2	3	3	5	3	3
13. Service militaire	5	5	5	2	2	5	3	4	4	4
14. Lecture	1	5	5	»	5	2	3	5	5	2
15. Ecriture	1	5	4	»	4	2	2	3	4	2
16. Calcul	0	5	3	»	2	1	2	2	1	2
17. Dessin	1	4	5	»	3	2	3	3	3	2
18. Métier	5	5	5	5	3	5	3	5	4	3
19. Religion	0	5	4	0	1	5	1	0	0	0
20. Compréhension et attention	4	5	5	4 54+13	4	4	5	5	3	4
Totaux	64	99	96	67	72	75	76	85	71	69
				Vue très faible.						
Numéro d'ordre	1	2	3	4	5	6	7	8	9	10

	... 11 ans.	P... 11 ans.	D... 11 ans.	H... 11 ans.	A... 11 ans.	S... 11 ans 1/2.	C... 11 ans 1/2.	H... 11 ans 1/2.	D... 11 ans 1/2.	M... 11 ans 1/2.	B... 11 ans 1/2.	B... 12 ans.	B... 12 ans.	B... 12 ans.	B... 12 ans.
1. Habitus extérieur	4	3	3	2	5	5	5	4	4	4	5	5	4	3	5
2. Langage	5	5	5	5	5	5	5	4	4	5	5	5	5	2	5
3. Nom	4	4	4	4	5	5	4	3	5	3	5	5	4	4	5
4. Parents	4	5	5	4	5	5	5	5	5	4	5	5	4	5	5
5. Notions sur l'âge	5	5	5	3	5	5	5	4	4	4	5	5	5	5	5
6. Connaissance du corps	5	5	5	5	5	5	5	4	5	4	5	4	5	5	5
7. Mouvements	5	5	5	5	5	5	5	3	3	5	5	4	5	5	5
8 Notions sur les objets	5	5	5	4	5	5	5	4	4	5	5	5	5	5	5
8. Sensations internes	4	4	5	4	5	5	5	4	5	5	5	5	5	4	5
10. Notion de temps	3	5	3	4	5	5	4	2	4	4	5	5	3	4	5
11. Notion de lieu	5	5	3	3	5	5	3	4	4	5	5	5	4	4	5
12. Notion de patrie	5	5	2	1	5	5	5	3	4	3	5	5	3	4	5
13. Service militaire	5	5	3	2	5	5	5	4	4	3	5	5	5	4	5
14. Lecture	5	5	1	5	5	5	5	2	5	5	4	5	2	5	5
15. Ecriture	4	4	1	3	5	4	3	1	4	4	5	4	2	2	5
16. Calcul	2	4	1	2	4	4	1	0	4	3	5	5	0	1	4
17. Dessin	4	3	3	1	4	3	4	1	2	5	4	4	3	1	3
18. Métier	5	5	5	4	5	5	4	5	4	3	5	5	5	4	5
19. Religion	0	2	0	0	2	1	2	0	2	0	4	4	0	1	1
20. Compréhension et attention	5	5	3	4	5	5	5	5	5	4	5	5	3	3	5
Totaux	84	89	67	65	95	92	85	62	81	78	97	95	72	71	93
								Taies des deux cornées				A passé son certificat d'études il y a 1 an.		Syphilis héréditaire.	
Numéro d'ordre	15	16	17	18	19	20	21	22	23	24	25	26	27	28	29

Tableau I.

	C… 12 ans.	C… 12 ans.	D… 12 ans.	D… 12 ans.	L… 12 ans.	M… 12 ans.	L… 12 ans.	M… 12 ans 1/2.	C… 12 ans 1/2.	R…
1. Habitus extérieur....	4	4	4	4	3	5	5	5	5	[illegible]
2. Langage...........	5	5	5	5	5	5	5	5	5	[illegible]
3. Nom...............	5	4	4	4	5	5	5	3	5	[illegible]
4. Parents...........	5	5	5	5	5	5	5	5	5	[illegible]
5. Notions sur l'âge.....	5	4	5	5	5	5	5	5	5	[illegible]
6. Connaissance du corps	5	5	5	4	4	5	5	4	5	[illegible]
7. Mouvements........	5	5	5	5	5	5	5	5	5	[illegible]
8. Notions sur les objets.	5	5	5	5	5	5	5	5	5	[illegible]
9. Sensations internes ..	5	5	5	5	5	5	5	4	5	[illegible]
10. Notion de temps......	5	4	5	3	5	5	5	4	5	[illegible]
11. Notion de lieu......	5	3	4	4	5	5	5	4	5	[illegible]
12. Notion de patrie.....	5	3	3	3	4	5	5	4	5	[illegible]
13. Service militaire.....	5	5	4	5	5	5	5	4	5	[illegible]
14. Lecture............	5	5	5	5	5	5	5	4	5	[illegible]
15. Ecriture...........	4	3	5	3	5	5	5	3	5	[illegible]
16. Calcul.............	4	2	3	2	4	5	5	2	5	[illegible]
17. Dessin.............	4	3	5	4	2	4	5	4	3	[illegible]
18. Métier.............	5	4	4	5	5	5	5	4	5	[illegible]
19. Religion...........	1	0	2	3	1	3	4	3	2	[illegible]
20. Compréhension et attention...........	5	4	4	4	5	5	5	5	5	[illegible]
TOTAUX............	92	78	87	83	88	97	99	82	95	79
							Pourvu du certificat d'études.			
NUMÉRO D'ORDRE	30	31	32	33	34	35	36	37	38	39

(Suite)

	13 ans.	P… 13 ans.	L… Ern. 13 ans.	B… 13 ans.	B 13 ans.	D… 13 ans.	L… 13 ans.	O… 13 ans.	L… R. 13 ans.	P… 13 ans.	D… 13 ans.	F… 13 ans 1/2.	L… 13 ans 1/2.	G… 13 ans 1/2.	Z… 13 ans 1/2.
1.	4	5	5	5	2	4	5	2	4	4	5	4	5	5	5
2.	5	5	5	5	5	4	4	5	4	5	5	5	5	5	5
3.	3	4	5	4	4	4	4	2	4	4	5	3	5	4	5
4.	4	4	5	4	4	5	4	3	4	5	5	5	5	5	5
5.	4	5	5	5	4	3	4	4	3	4	5	4	3	5	4
6.	4	5	5	5	4	3	4	5	5	4	5	5	5	5	3
7.	5	5	5	5	5	5	4	5	5	5	5	5	2	5	5
8.	5	5	5	5	4	5	4	4	4	4	5	5	4	5	4
9.	5	5	4	5	4	5	5	4	5	5	5	5	5	5	3
10.	5	5	4	4	3	2	2	2	2	4	5	4	5	5	2
11.	4	5	5	4	3	3	3	3	3	4	5	4	3	5	3
12.	5	4	5	4	4	2	4	4	3	3	5	3	5	5	0
13.	5	3	5	5	5	3	3	3	2	5	5	3	5	5	2
14.	5	5	5	5	1	3	3	5	2	5	5	4	5	5	5
15.	3	4	4	4	2	3	3	5	2	3	5	2	5	5	4
16.	2	3	4	4	1	1	1	0	1	1	2	2	3	2	2
17.	4	3	2	2	0	1	3	1	3	4	3	1	3	4	2
18.	5	4	5	5	4	3	5	5	2	5	5	4	4	5	3
19.	1	1	1	1	0	0	0	0	0	0	5	2	2	1	1
20.	5	4	5	4	3	3	4	3	3	4	5	3	5	5	3
TOTAUX	83	84	89	85	62	62	69	65	61	78	95	73	91	91	65
						Hémiplégie cérébrale infantile gauche.					Pourvu du certificat d'études depuis un an et demi.				
NUMÉRO D'ORDRE	44	45	46	47	48	49	50	51	52	53	54	55	56	57	58

Tableau I.

	R... 13 ans 1/2.	R... 13 ans 1/2.	P... 13 ans 1/2.	H... 14 ans.	G... 14 ans.	F... 14 ans.	R... 14 ans.	R... 14 ans.	L... 14 ans.	M... [illegible] ans.
1. Habitus extérieur	2	5	5	3	3	5	4	5	4	[illegible]
2. Langage	2	4	4	5	4	4	5	5	5	[illegible]
3. Nom	3	5	4	3	3	5	5	5	5	[illegible]
4. Parents	1	5	5	4	5	5	5	5	4	[illegible]
5. Notions sur l'âge	4	5	4	5	5	5	5	5	4	[illegible]
6. Connaissance du corps	5	5	5	5	4	3	5	5	5	[illegible]
7. Mouvements	5	5	2	5	5	5	5	5	5	[illegible]
8. Notions sur les objets	4	5	5	5	5	4	5	5	5	[illegible]
9. Sensations internes	5	5	5	4	5	5	5	5	3	[illegible]
10. Notion de temps	3	5	5	4	2	2	5	5	4	[illegible]
11. Notion de lieu	2	5	5	4	4	3	5	4	4	[illegible]
12. Notion de patrie	3	5	4	4	1	3	5	3	4	[illegible]
13. Service militaire	5	3	5	5	3	2	5	5	3	[illegible]
14. Lecture	3	5	5	5	4	2	5	5	3	[illegible]
15. Ecriture	4	4	3	4	2	2	4	5	3	[illegible]
16. Calcul	0	4	3	3	0	0	5	2	1	[illegible]
17. Dessin	3	3	3	3	3	3	2	5	2	[illegible]
18. Métier	5	5	5	5	4	4	5	5	4	[illegible]
19. Religion	0	4	1	1	0	1	0	3	1	[illegible]
20. Compréhension et attention	3	5	5	4	4	3	4	5	2	[illegible]
TOTAUX	62	92	83	81	66	66	89	92	71	94
		Hystérie.	Maladie de Friedreich							
NUMÉRO D'ORDRE	59	60	61	62	63	64	65	66	67	68

(*Suite*).

	[illegible]	P... 15 ans.	S... 15 ans.	T... 15 ans.	L... 15 ans.	A... 15 ans.	V... 15 ans.	F... 15 ans.	D... 15 ans.	B... 15 ans.	D... 15 ans.	G... 15 ans 1/2.	G... 15 ans 1/2.	F... 15 ans 1/2.	T... 15 ans 1/2.
1. Habitus extérieur	[illegible]	3	4	3	3	4	5	4	3	5	5	5	2	5	4
2. Langage	[illegible]	5	5	3	5	4	5	4	5	5	5	4	5	4	5
3. Nom	[illegible]	4	3	3	3	3	5	4	4	5	5	5	4	5	5
4. Parents	[illegible]	5	4	3	5	4	5	5	5	5	5	5	5	5	5
5. Notions sur l'âge	[illegible]	4	1	2	2	3	5	5	4	5	5	5	3	3	5
6. Connaissance du corps	[illegible]	4	3	4	4	4	5	4	5	5	5	5	4	5	5
7. Mouvements	[illegible]	5	3	3	5	5	5	5	5	4	5	4	3	3	4
8. Notions sur les objets	[illegible]	4	5	5	4	5	5	5	5	5	5	5	5	5	5
9. Sensations internes	[illegible]	5	3	4	5	5	5	4	5	5	5	5	3	5	5
10. Notion de temps	[illegible]	2	2	3	3	3	5	4	2	5	5	3	3	4	5
11. Notion de lieu	[illegible]	2	3	3	3	3	5	4	3	4	5	5	4	4	5
12. Notion de patrie	[illegible]	2	3	4	2	3	5	4	4	5	4	5	4	4	5
13. Service militaire	[illegible]	2	4	5	2	3	5	5	5	5	5	4	5	3	5
14. Lecture	[illegible]	5	4	2	4	4	5	4	4	5	5	4	5	5	5
15. Ecriture	[illegible]	4	4	2	5	3	5	3	2	5	4	3	5	3	5
16. Calcul	[illegible]	1	1	1	3	1	4	2	1	5	5	3	1	2	4
17. Dessin	[illegible]	3	3	3	2	4	3	3	4	4	4	1	3	3	4
18. Métier	[illegible]	4	4	5	1	4	5	5	4	5	5	5	5	4	5
19. Religion	[illegible]	0	0	0	0	0	2	0	1	4	2	2	2	0	2
20. Compréhension et attention	[illegible]	4	4	4	3	4	5	4	4	5	5	5	4	3	5
TOTAUX	[illegible]	68	63	62	64	69	94	78	75	96	94	83	75	75	93
							Candidat au certificat d'études.					Hémiplégie cérébrale infantile droite.			Pourvu de certificat d'études depuis 2 ans.
NUMÉRO D'ORDRE	73	74	75	76	77	78	79	80	81	82	83	84	85	86	87

Tableau I.

	S... 15 ans 1/2.	A... 15 ans 1/2.	A... 15 ans 1/2.	P... 15 ans 1/2.	L... 15 ans 1/2.	B... 15 ans 1/2.	B... 15 ans 1/2.	D... 15 ans 1/2.	B... 15 ans 1/2.	C... 15 ans 1/2.
1. Habitus extérieur	3	3	4	5	5	4	3	4	3	4
2. Langage	5	5	5	5	5	5	5	5	5	5
3. Nom	4	5	5	5	5	5	5	3	4	5
4. Parents	4	5	5	5	5	5	5	3	4	5
5. Notions sur l'âge	5	5	5	5	5	5	5	4	4	5
6. Connaissance du corps	5	5	5	5	5	5	5	4	5	5
7. Mouvements	5	5	5	5	5	5	4	5	4	5
8. Notions sur les objets	4	5	5	5	5	5	5	5	4	5
9. Sensations internes	5	4	5	5	4	5	5	5	5	5
10. Notion de temps	5	4	5	5	5	5	4	5	4	5
11. Notion de lieu	5	5	5	4	5	5	4	4	5	5
12. Notion de patrie	5	4	5	4	4	5	4	4	5	5
13. Service militaire	5	5	5	4	5	5	5	5	5	5
14. Lecture	5	4	5	5	5	5	5	5	3	5
15. Ecriture	3	2	5	2	5	5	4	3	3	5
16. Calcul	3	2	4	2	5	4	5	3	2	2
17. Dessin	4	1	5	3	2	3	4	5	2	4
18. Métier	5	5	4	5	5	5	5	5	5	5
19. Religion	1	4	1	0	1	1	3	0	0	2
20. Compréhension et attention	4	5	5	4	5	5	5	5	4	5
TOTAUX	85	83	93	83	91	92	90	82	76	92
					Candidat au certificat d'études.					Pourvu du certificat d'études depuis 3 ans
NUMÉROS D'ORDRE	88	89	90	91	92	93	94	95	96	97

(*Suite*).

	R... 16 ans.	R... 16 ans.	C... 16 ans.	C... 16 ans.	W... 16 ans.	R... 16 ans.	D... 16 ans.	D... 16 ans 1/2.	A... 16 ans 1/2.	M... 16 ans 1/2.	P... 16 ans 1/2.	R... 16 ans 1/2.	C... 16 ans 1/2.	M... 16 ans 1/2.
1.	5	3	5	4	5	5	5	4	5	4	2	4	5	5
2.	5	5	4	5	5	5	5	5	5	4	3	5	5	5
3.	5	5	2	5	5	5	4	5	5	5	4	5	5	5
4.	5	5	5	5	5	5	5	5	5	5	5	5	5	5
5.	5	5	4	5	5	5	5	5	5	5	5	5	5	5
6.	4	4	5	5	5	5	5	5	5	5	4	5	5	5
7.	4	5	5	4	5	5	5	5	5	5	5	5	5	5
8.	5	4	5	5	5	5	5	5	5	5	4	4	5	5
9.	5	5	5	5	5	5	5	5	5	5	5	5	5	5
10.	4	5	2	5	5	5	5	5	5	4	5	4	5	5
11.	5	5	3	4	5	5	4	5	5	4	5	5	5	5
12.	3	4	3	5	5	5	5	4	5	4	4	5	5	5
13.	4	4	4	5	5	5	5	4	4	5	2	4	5	5
14.	5	5	0	5	5	5	5	5	5	5	4	3	»	5
15.	5	4	0	3	4	5	5	5	5	4	1	3	»	3
16.	5	4	0	4	2	5	3	5	5	3	1	2	5	5
17.	3	5	3	4	3	5	4	4	4	2	1	3	»	2
18.	3	3	5	5	5	5	5	4	5	5	3	5	5	5
19.	1	2	3	0	3	5	1	1	2	2	1	0	2	3
20.	5	5	3	5	5	5	5	4	5	5	3	4	5 82+14	5
TOTAUX	86	87	66	88	92	100	91	90	95	86	67	81	96	93
													Elevé à l'école des jeunes Aveugles.	A obtenu cette année le certificat d'études.
NUMÉROS D'ORDRE	103	104	105	106	107	108	109	110	111	112	113	114	115	116

Tableau I.

	C... 16 ans 1/2	T... 16 ans 1/2	J... 17 ans	D... 17 ans	M... 17 ans	G... 17 ans	M... 17 ans	B... 17 ans	P... 17 ans	V...
1. Habitus extérieur	4	4	4	4	5	4	5	3	5	[illegible]
2. Langage	5	5	5	4	5	5	5	5	4	[illegible]
3. Nom	5	5	4	4	5	5	4	4	5	[illegible]
4. Parents	5	5	4	5	5	5	5	5	5	[illegible]
5. Notions sur l'âge	5	5	4	4	5	5	5	5	5	[illegible]
6. Connaissance du corps	5	5	5	3	5	5	5	5	5	[illegible]
7. Mouvements	5	5	5	4	5	5	5	4	5	[illegible]
8. Notions sur les objets	5	5	5	4	5	5	5	5	5	[illegible]
9. Sensations internes	5	5	5	5	5	5	5	5	5	[illegible]
10. Notion de temps	5	5	3	4	5	5	5	3	5	[illegible]
11. Notion de lieu	5	5	4	4	5	5	4	3	5	[illegible]
12. Notion de patrie	5	5	3	3	5	5	5	5	3	[illegible]
13. Service militaire	5	5	4	4	4	5	4	5	4	[illegible]
14. Lecture	5	5	1	5	5	5	5	5	2	[illegible]
15. Ecriture	4	5	2	3	5	4	4	5	2	[illegible]
16. Calcul	5	6	1	2	3	2	3	1	1	[illegible]
17. Dessin	5	4	2	3	2	2	3	5	5	[illegible]
18. Métier	5	5	5	3	5	5	5	5	5	[illegible]
19. Religion	1	1	0	0	1	3	0	0	5	0
20. Compréhension et attention	5	5	4	3	5	4	5	4	3	4
Totaux	94	94	70	71	90	88	87	82	78	66
	Hystérie.	Hémipl. céréb. inf. gauche. Candidat au certif. d'études.		Né en Alsace. Ne parle franç. que depuis l'âge de 7 ans.						[illegible] du certificat
Numéros d'ordre	117	118	119	120	121	122	123	124	125	126

(Suite).

	[illegible] 17 ans 1/2	S... 17 ans 1/2	H... 17 ans 1/2	D... 17 ans 1/2	B... 18 ans	J... 18 ans	P... 18 ans	J... 18 ans	S... 18 ans	I... 18 ans	H... 18 ans 1/2	R... 18 ans 1/2	R... 18 ans 1/2	G... 19 ans	D... 19 ans
1. Habitus extérieur	[illegible]	5	4	4	4	5	5	3	5	3	4	3	5	3	5
2. Langage	[illegible]	5	4	5	5	5	5	3	5	2	4	5	5	4	4
3. Nom	[illegible]	5	5	5	5	4	5	4	5	5	5	5	5	4	5
4. Parents	[illegible]	5	5	5	5	5	5	3	5	5	5	4	5	5	5
5. Notions sur l'âge	[illegible]	5	5	5	2	5	5	4	5	5	4	4	5	5	5
6. Connaissance du corps	[illegible]	5	5	5	5	4	4	3	4	5	3	5	5	3	5
7. Mouvements	[illegible]	5	5	5	4	5	4	5	5	5	5	5	5	4	5
8. Notions sur les objets	[illegible]	5	5	5	4	5	5	4	5	5	4	5	5	4	5
9. Sensations internes	[illegible]	5	5	5	3	5	5	5	5	5	5	3	5	5	5
10. Notion de temps	[illegible]	5	4	5	3	4	4	5	5	5	4	6	5	5	2
11. Notion de lieu	[illegible]	5	4	4	3	4	5	5	5	5	5	1	5	4	3
12. Notion de patrie	[illegible]	5	3	5	2	4	2	5	5	2	2	2	5	4	1
13. Service militaire	[illegible]	5	5	5	3	2	5	3	4	4	3	2	5	2	2
14. Lecture	[illegible]	5	5	5	4	5	5	5	5	5	4	4	5	4	5
15. Ecriture	[illegible]	5	3	3	5	3	3	5	4	4	4	3	4	4	3
16. Calcul	[illegible]	5	4	2	4	2	1	3	3	2	2	0	3	2	0
17. Dessin	[illegible]	3	1	2	3	2	1	2	3	3	2	3	2	1	2
18. Métier	[illegible]	5	5	5	5	3	5	4	3	5	3	3	5	2	4
19. Religion	[illegible]	5	1	5	0	0	1	2	0	2	0	1	1	4	3
20. Compréhension et attention	[illegible]	5	5	3	3	4	5	3	5	5	4	2	5	3	2
Totaux	[illegible]	98	83	88	73	76	80	76	87	82	72	62	90	72	71
	[illegible]	Pourvu du certificat d'études depuis 7 ans.									Épilepsie.		Épilepsie. Pourvu du certificat d'études depuis 2 ans.	Hémiplégie cérébrale infantile droite.	
Numéros d'ordre	131	132	133	134	135	136	137	138	139	140	141	142	143	144	145

Tableau I. *(Suite).*

	A... 19 ans.	H... 19 ans.	C... 19 ans.	V... 20 ans.	M... 20 ans.	L... 20 ans.	R... 20 ans 1/2.	S... 21 ans.	D... 22 ans.	P... 22 ans 1/2.	B... 22 ans 1/2.	T... 23 ans.	R... 23 ans 1/2.	M...
1. Habitus extérieur...	4	3	5	4	4	4	4	4	4	4	3	4	4	4
2. Langage..........	5	5	5	5	5	5	5	5	5	4	2	5	5	[illegible]
3. Nom..............	5	5	5	5	4	5	5	5	4	5	5	4	5	4
4. Parents..........	5	5	5	5	5	5	5	5	5	5	5	5	5	4
5. Notions sur l'âge....	5	5	5	5	5	5	5	5	2	5	5	4	5	5
6 Connaiss. du corps.	5	4	5	5	5	5	5	4	4	5	4	3	5	5
7. Mouvements........	5	2	5	5	3	3	5	5	5	5	5	4	3	5
8. Notions sur les objets	5	5	5	5	5	5	5	5	5	5	5	4	5	5
9. Sensations internes.	5	5	5	5	5	5	5	5	3	4	5	4	5	3
10. Notion de temps....	4	5	5	5	4	5	5	4	1	5	5	3	5	4
11. Notion de lieu......	5	5	5	5	5	5	5	5	2	5	5	3	5	5
12 Notion de patrie....	5	5	5	5	5	5	5	5	1	5	5	2	5	4
13. Service militaire....	5	5	5	5	5	5	3	5	2	5	5	3	5	5
14 Lecture............	3	5	5	5	4	5	5	5	5	5	5	4	5	0
15. Ecriture...........	2	5	5	5	5	5	5	4	3	5	5	2	4	0
16. Calcul.............	1	3	5	4	2	4	5	1	1	5	2	1	4	1
17. Dessin.............	2	1	4	2	2	1	2	3	7	4	1	3	1	1
18. Métier.............	5	5	4	5	5	3	4	4	4	5	4	5	5	4
19. Religion...........	1	1	3	1	0	2	2	2	1	4	4	1	3	0
20 Compréhension et attention..........	4	3	5	5	4	5	5	5	4	5	5	4	5	5
TOTAUX..........	81	82	96	91	82	87	90	86	63	95	85	68	89	71
		Maladie de Little.	Pourvu du certificat d'études depuis 7 ans.										Taies des deux cornées gênant beaucoup la vue.	
NUMÉROS D'ORDRE.	146	147	148	149	150	151	152	153	154	155	156	157	158	15[illegible]

En examinant ces résultats au point de vue de leur interprétation, on remarque tout d'abord que le coefficient total 100 n'a été obtenu qu'une seule fois, mais que nous avons néanmoins un grand nombre de totaux très voisins de ce maximum. Or, ce dernier ne peut être atteint que difficilement, même par des enfants normaux et cela pour plusieurs causes. Il faut tenir compte de l'émotion possible de l'enfant, résultant de l'interrogatoire, puis, sur certains sujets comme la religion, les malades peuvent n'avoir reçu que des notions fort vagues ; à cet égard, les enfants venus de la province ont toujours paru plus instruits sur la religion que ceux de Paris. L'instruction pourrait aussi avoir été négligée sans que l'intelligence de l'enfant soit pour cela affaiblie : dans ce cas, comme chez un enfant presque aveugle que nous avons examiné, nous avons marqué pour l'instruction une moyenne en rapport avec les autres réponses, afin que le résultat ne fut pas faussé. En tenant compte de ces diverses causes d'erreur, il nous a semblé qu'à partir du coefficient total 90, un enfant peut vraisemblablement être considéré comme normal.

Notre expérimentation terminée, nous nous sommes reportés aux dossiers des enfants interrogés et à leurs certificats d'entrée et de quinzaine. Nous avons alors constaté avec satisfaction que nos résultats numériques répondaient presque toujours aux diagnostics formulés par la simple observation clinique.

Voyons, à ce sujet, ce que donnent les chiffres. Ainsi qu'en témoignent les dossiers, nos 47 enfants ayant un coefficient total supérieur à 90, sont normaux au point de vue intellectuel, mais débiles moraux ou, si l'on veut, dégénérés supérieurs. Nous remarquons qu'un certain nombre d'entre eux ont leur certificat d'études ou seront présentés bientôt à cette épreuve.

Les 113 autres enfants dont le total des points est inférieur à 90, sont des débiles intellectuels dont l'intelligence est d'autant plus faible qu'on s'éloigne davantage du maximum. Il nous semble fastidieux d'envisager ici un à un chaque enfant pour lui appliquer son diagnostic propre ; nous venons d'indiquer celui-ci d'une façon générale et nous ferons plus loin, dans un tableau, le dénombrement par âge des enfants de chaque catégorie. Il nous faut cependant signaler ici les résultats obtenus pour deux de nos sujets débiles, dont la faiblesse de la vue, par le fait de taies de la cornée et de cataractes, n'a pas permis l'instruction ou ne l'a permise qu'incomplète. Les divers coefficients obtenus par ces deux enfants ainsi que la correction de leurs réponses, nous les ont fait envisager comme étant d'un niveau intellectuel supérieur à celui exprimé par leurs totaux. Nous avons donc, par une règle de trois simple, cherché la moyenne représentant les coefficients partiels absents, moyenne que nous avons ensuite ajoutée au coefficient total déjà obtenu. Cela nous a permis de classer ces deux sujets d'une façon plus juste et nous voyons ainsi que le jeune C..., 16 ans 1/2, élevé à l'Ecole des Jeunes Aveugles, est un simple dégénéré, alors que le jeune C..., 8 ans 1/2, est un débile intellectuel proprement dit. Au sujet du jeune D..., 17 ans, qui a un total de 71, nous remarquerons que ce total eût peut-être été un peu plus élevé, si l'enfant avait mieux connu la langue française. Il est né en Alsace et n'a commencé à parler français qu'à l'âge de sept ans : d'où il résulte une plus grande difficulté à profiter de l'enseignement scolaire. Enfin, il nous faut attirer également l'attention sur le cas de P..., 13 ans 1/2, qui donne à l'interrogatoire l'impression d'une intelligence presque normale, mais qui, atteint de maladie de Friedreich, se trouve, pour cette raison, alité à l'infirmerie depuis trois ans.

Sur les certificats de quinzaine de notre série de débiles proprement dits, nous en trouvons treize, les numéros de notre tableau 22, 51, 76, 85, 86, 105, 124, 126, 137, 138, 142, 143, 158, pour lesquels le diagnostic porté était *imbécillité.*

Cela tient à ce que beaucoup de ces enfants sont entrés très jeunes à la Colonie et à ce que d'autres, sur les confins de l'imbécillité, ont pu s'améliorer depuis l'examen clinique et s'élever d'une classe dans l'échelle des débilités mentales, par suite du traitement médico-pédagogique.

§ II. — Douteux entre la débilité et l'imbécillité.

Nous allons maintenant donner les résultats fournis par une série d'enfants que nous ne saurions justement classer ni parmi les débiles, ni parmi les imbéciles. Cette série comprend des sujets dont le diagnostic de quinzaine était, pour les uns *débilité*, et pour les autres *imbécillité*. Il y a donc, dans les tableaux suivants, si l'on s'en rapporte aux certificats, un mélange d'enfants de deux catégories.

Leurs coefficients ne nous permettent pas de nous prononcer sur leur état et nous les appellerons les douteux, autrement dit les sujets limites entre la débilité mentale proprement dite et l'imbécillité. Nous sommes ici sur les confins des deux états et comme on observe entre ceux-ci

Tableau II.

	D... 8 ans.	L... 9 ans.	K... 11 ans.	A... 11 ans.	N... 12 ans.	G... 12ans1/2.	P... 13 ans.	L... 13 ans.	B...	... 15 ans.	S... 15 ans.	T... 15 ans.	L... 16 ans.	B... 16 ans.	B... 16 ans.	B... 16 ans.	O... 16 ans.	L... 17 ans.	C... 17 ans.	D... 18 ans.	D... 18 ans.
1. Habitus extérieur....	4	3	2	4	5	4	3	4	[illegible]	4	5	3	5	2	3	5	3	5	3	3	2
2. Langage............	4	4	3	5	4	4	2	4	[illegible]	4	4	2	3	1	4	3	2	4	4	3	4
3 Nom.............	3	3	3	4	3	4	2	4	[illegible]	3	4	3	3	2	2	3	3	3	4	3	3
4. Parents............	4	4	3	5	3	4	3	5	[illegible]	4	5	4	1	3	1	4	4	4	5	4	5
5. Notions sur l'âge.....	4	3	3	2	2	3	4	3	[illegible]	3	4	3	1	5	3	3	3	2	4	2	2
6. Connaissance du corps	4	3	3	4	5	3	5	4	[illegible]	3	3	4	4	4	5	4	4	3	4	4	4
7. Mouvements.........	5	5	4	5	5	5	5	5	[illegible]	4	3	5	5	5	4	5	5	5	4	4	5
8. Notions sur les objets.	5	4	4	4	4	3	5	5	[illegible]	3	3	4	5	5	4	3	4	4	3	3	5
9. Sensations internes..	5	3	3	3	2	3	5	5	[illegible]	4	4	5	5	5	4	2	4	4	3	3	3
10. Notion de temps.....	3	2	2	1	1	3	2	1	[illegible]	2	3	2	2	3	3	2	2	1	2	2	2
11. Notion de lieu........	3	2	2	2	1	2	1	2	[illegible]	3	3	1	2	3	3	2	2	2	1	3	3
12. Notion de patrie......	4	2	3	2	1	1	3	2	[illegible]	2	2	1	3	4	1	2	2	1	4	1	2
13. Service militaire.. ..	3	3	4	2	2	1	3	3	[illegible]	2	2	1	2	3	3	4	3	2	1	3	2
14. Lecture.............	0	2	0	5	4	5	1	0	[illegible]	4	1	2	2	4	3	3	4	5	1	5	4
15. Ecriture....	0	2	1	3	2	5	1	1	[illegible]	3	1	2	2	2	3	3	4	2	1	3	3
16. Calcul..............	1	1	0	0	0	2	1	0	[illegible]	1	1	0	1	0	0	0	0	1	0	1	1
17. Dessin.............	1	2	3	2	2	3	1	3	[illegible]	3	1	3	1	3	3	2	2	2	2	2	1
18. Métier.............	3	3	4	3	2	2	4	4	[illegible]	3	2	4	2	2	2	3	2	3	5	3	3
19. Religion............	0	0	0	0	0	0	1	0	[illegible]	1	1	0	0	0	1	1	0	1	1	2	0
20. Compréhension et attention....	3	3	4	3	2	2	4	3	3	3	3	4	2	3	2	3	2	2	3	4	3
Totaux....	59	54	51	59	50	59	55	58	52	59	55	53	51	59	54	57	56	56	54	58	57
															Hémiplégie cérébrale infantile gauche.						
Numéros d'ordre.	161	162	163	164	165	166	167	168	16[illegible]	[illegible]72	173	174	175	176	177	178	179	180	181	182	183

tous les intermédiaires, il y a donc en ce point une sorte de pénétration réciproque. Cette catégorie de douteux est composée d'enfants dont le coefficient total est compris entre 50 et 60. Au délà de 60, il nous a semblé que la débilité proprement dite pouvait être affirmée ; en deça de 50, on peut conclure à l'imbécillité. Mais, comme dans toute méthode clinique, il ne saurait être question de résultats absolument mathématiques, il faut tenir compte des cas intermédiaires, des types de transition. Il nous a donc paru plus correct d'établir ici, comme nous l'avons fait entre les débiles et les simples dégénérés, une limite un peu élastique, en classant à part sous le nom de douteux tous les résultats inférieurs à 60 et supérieurs à 50.

Si, nous reportant aux certificats des quinzaines, nous faisons le dénombrement des diagnostics portés, nous constatons que sur ces 23 douteux, treize sont qualifiés imbéciles : les numéros 161, 168, 182, 179, 178, 170, 171, 174, 175, 177, 181, 163 et 169, et les dix autres sont qualifiés débiles. On voit bien ainsi le mélange à peu près égal des deux catégories représenté par ce groupe de douteux, et l'on conçoit que nous ne puissions nous prononcer d'une façon formelle dans l'interprétation des résultats. Le pronostic ne pourra donc ici être formulé avec assurance et nous verrons tels de ces enfants évoluer comme des imbéciles, c'est-à-dire se perfectionner dans les travaux champêtres tout en restant réfractaires à l'instruction, tels autres, au contraire, s'améliorer notablement avec l'âge et rentrer nettement, quelques années plus tard, dans la catégorie des débiles proprement dits. Mais il nous est permis de prévoir que ce seront des débiles d'ordre bien inférieur.

§ III. — Imbéciles.

Descendant de degré en degré l'échelle de l'intelligence, nous arrivons ensuite à une classe bien inférieure et malheureusement mieux caractérisée, celle des imbéciles. Nous y avons fait entrer tous les enfants dont les coefficients sont compris entre 30 et 50. Les voici relatés dans les tableaux suivants :

Tableau III.

	M... 7 ans.	P... 7 ans.	L... 7 ans.	F... 9 ans.	R... 11 ans 1/2.	B... 11 ans 1/2.	L... 12 ans.	P... 12 ans 1/2.	R... 13 ans.	R... 13 ans.	P... 13 ans.
1. Habitus extérieur	2	4	4	2	4	3	5	2	2	3	5
2. Langage	2	4	2	2	2	4	4	2	3	2	4
3. Nom	2	3	2	3	1	1	2	3	4	2	2
4. Parents	2	4	4	3	3	1	5	3	4	4	3
5. Notions sur l'âge	1	3	1	2	1	1	1	2	3	2	3
6. Connaissance du corps	3	2	2	3	3	3	3	3	4	2	3
7. Mouvements	5	3	3	4	1	4	5	5	5	5	3
8. Notions sur les objets	4	3	3	3	3	3	4	4	4	5	3
9. Sensations internes	4	2	2	3	2	4	2	4	5	5	3
10. Notion de temps	2	1	2	2	2	1	1	2	1	1	1
11. Notion de lieu	1	1	2	2	3	2	2	2	2	2	1
12. Notion de patrie	1	1	0	1	0	2	0	1	2	1	1
13. Service militaire	1	1	2	2	1	3	2	1	2	1	[illegible]
14. Lecture	1	1	0	2	0	0	1	0	0	1	0
15. Ecriture	1	2	1	0	0	0	2	0	1	0	0
16. Calcul	0	0	0	0	0	0	0	0	0	0	0
17. Dessin	2	3	2	0	0	0	2	2	1	0	0
18. Métier	0	0	1	3	2	2	2	1	3	1	[illegible]
19. Religion	0	0	0	1	0	0	0	0	0	0	0
20. Compréhension et attention	4	2	2	3	3	2	3	2	2	2	[illegible]
Totaux	38	40	35	41	31	36	46	39	48	39	3[illegible]
Numéros d'ordre	184	185	186	187	188	189	190	191	192	193	19[illegible]

	T... 13 ans.	L... 13 ans.	S... 13 ans.	E... 13 ans.	C... 13 ans 1/2.	P... 13 ans 1/2.	D... 14 ans.	C... 15 ans.	L... 15 ans.	D... 15 ans.	B... 15 ans.	H... 15 ans.	L... 16 ans.	G... 16 ans.	C... 16 ans.
1. Habitus extérieur	5	3	3	4	3	5	4	3	2	4	3	2	3	2	3
2. Langage	4	4	2	4	4	5	2	3	3	2	4	2	4	2	2
3. Nom	2	2	1	4	5	3	1	3	3	3	2	2	3	2	3
4. Parents	2	4	1	5	5	5	1	3	4	3	3	4	4	2	3
5. Notions sur l'âge	1	1	1	2	1	1	1	2	0	2	2	1	1	2	1
6. Connaissance du corps	3	4	3	3	2	2	2	3	4	3	2	4	4	4	2
7. Mouvements	4	5	5	3	3	5	5	4	3	4	5	4	4	5	5
8. Notions sur les objets	3	5	4	3	3	4	3	4	3	5	4	2	3	2	3
9. Sensations internes	3	3	5	3	3	3	4	2	3	5	4	3	3	5	3
10. Notion de temps	1	1	1	2	1	1	2	0	1	2	1	1	1	2	2
11. Notion de lieu	2	2	1	2	2	2	2	1	2	3	1	1	1	1	2
12. Notion de patrie	1	0	1	3	0	0	0	1	0	1	3	0	1	1	0
13. Service militaire	3	1	1	3	2	2	1	2	2	2	2	1	2	1	2
14. Lecture	0	0	0	1	0	1	0	0	0	0	2	0	0	0	0
15. Ecriture	0	0	0	1	1	0	0	0	1	1	2	0	1	0	1
16. Calcul	0	0	0	1	0	0	0	0	0	0	0	0	0	0	1
17. Dessin	0	0	0	0	0	1	0	1	0	1	3	2	3	0	2
18. Métier	4	4	1	2	1	4	4	2	2	4	4	2	2	2	2
19. Religion	0	0	0	0	0	0	0	0	0	0	0	0	0	0	0
20. Compréhension et attention	4	3	3	4	3	4	2	2	4	4	3	2	2	2	3
Totaux	42	42	33	50	39	48	31	36	37	49	50	33	42	35	40
Numéros d'ordre	198	199	200	201	202	203	204	205	206	207	208	209	210	211	212

Tableau III. *(Suite)*.

	P... 16 ans.	D... 16 ans.	R... 16 ans.	R... 17 ans.	D... 17 ans.	H... 17 ans.	V... 18 ans.	C... 18 ans.	B... 18 ans.	H... 18 ans.	D... 18 ans 1/2.	B... 21 ans.	A... 22 ans.
1. Habitus extérieur	4	2	3	2	2	2	3	4	1	1	3	2	2
2. Langage	3	2	3	2	4	3	5	2	4	1	4	2	3
3. Nom	3	3	3	2	1	1	1	3	4	2	1	2	2
4. Parents	4	4	5	3	2	2	1	4	4	2	3	4	2
5. Not. sur les objets.	1	2	0	2	1	2	1	1	2	1	1	0	2
6. Connaiss. du corps	4	2	1	4	5	4	3	4	4	2	3	4	3
7. Mouvements	5	5	5	4	5	4	3	5	5	2	4	3	4
8. Not. sur les objets	4	3	4	4	4	4	3	4	3	2	3	3	3
9. Sensations internes	3	5	2	2	3	4	3	3	3	1	4	2	3
10. Notion de temps	2	1	0	1	1	1	1	1	1	1	2	2	1
11. Notion de lieu	2	2	1	2	1	1	2	1	2	1	2	1	2
12. Notion de patrie	1	0	0	0	0	2	1	0	2	1	0	1	0
13. Service militaire	3	0	1	1	3	1	2	1	1	1	1	1	1
14. Lecture	0	0	0	0	0	0	0	1	3	3	0	1	0
15. Ecriture	1	0	0	1	0	0	1	1	2	2	0	2	0
16. Calcul	0	0	0	0	0	0	0	0	0	1	0	0	0
17 Dessin	1	0	0	1	0	2	2	3	2	4	1	3	0
18. Métier	2	1	2	3	3	0	4	2	3	1	2	2	1
19. Religion	2	0	0	1	0	0	0	0	0	0	0	0	0
20. Compréhension et attention	3	1	2	1	2	2	3	2	3	2	2	2	2
Totaux	48	33	32	36	37	34	39	42	49	31	36	37	31
				Hémiplégie cérébrale infantile droite.									
Numéros d'ordre.	213	214	215	216	217	218	219	220	221	222	223	224	225

Parmi les sujets réunis dans ces tableaux, nous n'en trouvons que trois, les numéros 192, 195 et 208 dont le diagnostic de quinzaine portait *débilité* et encore étaient-ils à ce moment fort jeunes. Les résultats obtenus au moyen de notre questionnaire sont donc conformes à ceux qu'à fournis l'observation de quinze jours.

§ IV. — **Douteux entre l'imbécillité et l'idiotie.**

Après la catégorie des imbéciles se présente une nouvelle série de douteux ; mais il s'agit cette fois d'enfants placés aux confins de l'imbécillité et de l'idiotie. Nous avons rangé dans ce groupe tous nos sujets dont le coefficient total est compris entre 20 et 30. Faisons encore ici la remarque déjà énoncée plus haut : nous ne pouvons avoir une opinion ferme sur l'état de ces individus dont les uns s'améliorent beaucoup plus que d'autres placés dans la même catégorie par les résultats numériques. Nous sommes encore ici sur une limite où se placent des intermédiaires.

Tableau IV.

	B... 11 ans.	C... 11 ans.	A... 11 ans.	M... 12 ans.	R... 12 ans.	R... 12 ans.	M... [illegible]
1. Habitus extérieur	2	4	4	1	2	4	[illegible]
2. Langage	4	2	3	2	2	3	[illegible]
3. Nom	1	2	1	1	2	1	[illegible]
4. Parents	1	1	1	2	3	2	[illegible]
5. Notions sur l'âge	0	1	0	2	1	1	[illegible]
6. Connaissance du corps	1	2	1	2	2	4	[illegible]
7. Mouvements	3	2	5	5	3	3	[illegible]
8. Notions sur les objets	3	3	2	3	2	2	[illegible]
9. Sensations internes	2	2	1	3	3	2	[illegible]
10. Notion de temps	1	2	0	1	0	1	[illegible]
11. Notion de lieu	1	2	1	1	1	0	[illegible]
12. Notion de patrie	0	0	0	0	1	0	[illegible]
13. Service militaire	1	0	1	0	1	1	[illegible]
14. Lecture	0	0	0	0	0	0	[illegible]
15. Ecriture	0	0	0	0	0	0	[illegible]
16. Calcul	0	0	0	0	0	0	[illegible]
17. Dessin	0	0	0	0	0	0	[illegible]
18. Métier	1	2	0	1	1	1	[illegible]
19. Religion	0	0	0	0	1	0	[illegible]
20. Compréhension et attention	1	3	1	1	1	2	[illegible]
Totaux	22	28	21	24	26	27	[illegible]
		Diplégie cérébrale infantile.					
Numéros d'ordre.	227	228	229	230	231	232	[illegible]

	[illegible] 15 ans.	H... 16 ans.	M... 16 ans.	L... 16 ans.	B... 17 ans.	J... 17 ans 1/2.	K... 18 ans.	G... 18 ans 1/2.	R... 19 ans.	M... 20 ans.	D... 26 ans.
1. Habitus extérieur	2	2	2	2	4	1	2	2	2	1	2
2. Langage	2	2	1	2	3	1	2	2	2	2	4
3. Nom	2	1	2	1	2	4	2	2	1	2	1
4. Parents	2	1	2	2	3	2	4	2	2	2	1
5. Notions sur l'âge	2	1	0	0	0	1	1	0	0	1	0
6. Connaissance du corps	3	1	2	2	2	3	3	3	3	3	1
7. Mouvements	4	3	3	4	2	4	4	3	5	4	3
8. Notions sur les objets	3	3	2	2	2	3	2	2	3	2	2
9. Sensations internes	3	3	2	2	2	1	4	2	3	3	2
10. Notion de temps	1	1	1	0	1	1	1	1	0	1	1
11. Notion de lieu	2	1	1	1	1	1	1	1	1	1	1
12. Notion de patrie	0	0	1	1	0	0	0	0	0	0	0
13. Service militaire	0	1	1	0	0	1	1	1	1	0	0
14. Lecture	0	0	0	1	0	0	0	0	0	0	0
15. Ecriture	0	0	0	0	2	0	0	0	0	0	0
16. Calcul	0	0	0	0	0	0	0	0	0	0	0
17. Dessin	0	0	1	3	1	0	0	0	1	0	0
18. Métier	1	1	1	1	1	1	1	1	1	0	1
19. Religion	0	0	0	0	0	0	0	0	0	0	0
20. Compréhension et attention	2	1	1	1	2	1	1	1	1	1	1
Totaux	[illegible]9	22	23	25	28	25	29	23	26	23	20
			Hémiplégie cérébrale infantile droite.								
Numéros d'ordre.	[illegible]5	236	237	238	239	240	241	242	243	244	245

En consultant les certificats de quinzaine de ces sujets, nous ne voyons le diagnostic d'idiotie que pour le numéro 242 de notre tableau. Cliniquement en effet, la délimitation entre l'idiotie et l'imbécillité est peut-être plus délicate encore qu'entre l'imbécillité et la débilité proprement dite, surtout chez les plus jeunes enfants à l'égard desquels on peut craindre d'être trop pessimiste. Cette constatation ressort avec évidence des véritables mensurations intellectuelles obtenues avec notre méthode. Elle nécessite par conséquent cette nouvelle zone de passage entre l'imbécile et l'idiot.

§ V. — Idiots.

Arrivons enfin à des résultats moins nombreux ceux-là, étant donnée la difficulté à les obtenir. D'ailleurs, dans la série qui nous occupe le diagnostic est évident ; il s'offre à nous en dehors de tout interrogatoire. Celui-ci nécessite une grande patience et une grande attention de la part de l'investigateur : il faut épier les moindres signes de tête, les plus petits mouvements qui peuvent tenir lieu d'une réponse que le sujet ne peut exprimer verbalement. Il faut aussi se méfier beaucoup de la suggestibilité et parfois de l'écholalie présentée par ces individus.

Nous avons fait entrer dans notre groupe d'idiots les enfants qui ont fourni un coefficient total inférieur à 20. Il nous semble que pour ceux-là le doute ne saurait plus exister.

Tableau V.

	R... 13 ans.	B.. 15 ans.	M... 15 ans.	D... 15 ans.	M... 18 ans.
1. Habitus extérieur	4	2	2	1	0
2. Langage	2	2	1	2	2
3. Nom	1	1	1	1	1
4. Parents	1	2	2	1	1
5. Notions sur l'âge	0	0	1	1	0
6. Connaissance du corps	2	2	2	1	2
7. Mouvements	3	3	2	1	5
8. Notions sur les objets	2	2	1	1	2
9. Sensations internes	2	2	2	1	1
10. Notion de temps	0	0	0	0	0
11. Notion de lieu	0	0	0	0	0
12. Notion de patrie	1	0	0	0	0
13 Service militaire	0	1	0	0	0
14. Lecture	0	0	0	1	0
15. Ecriture	0	0	0	0	0
16. Calcul	0	0	0	0	0
17. Dessin	0	0	0	0	0
18. Métier	0	1	0	0	0
19. Religion	0	0	0	0	0
20. Compréhension et attention	1	1	1	0	1
TOTAUX	19	19	15	11	15
NUMÉROS D'ORDRE.	246	247	248	249	250

§ VI. — Examens pratiqués pour la seconde fois.

Nous avons tenu à parler ici des diagnostics portés par les certificats de quinzaine des enfants examinés et nous n'avons pas hésité à signaler les désaccords entre eux et nos résultats, suivant ainsi les règles nécessaires à toute expérimentation consciencieuse. D'ailleurs, on a pu voir que les discordances étaient peu nombreuses et que nos totaux cadraient ordinairement avec les résultats de l'observation clinique. Ainsi se trouve vérifiée l'immutabilité habituelle des états de débilités, par le fait de la conformité de nos résultats avec les diagnostics établis souvent depuis plusieurs années, le traitement médico-pédagogique étant mis en œuvre depuis ce temps. Les quelques désaccords constatés n'infirment en rien la valeur que nous paraissent avoir notre procédé d'investigation et les coefficients obtenus. Ceux-ci nous révèlent, dans l'intelligence des enfants, des lacunes qui peuvent échapper à l'observation clinique de quinze jours et nous découvrent, par contre, des qualités ou des aptitudes qui pourraient être autrement méconnues.

Mais, un doute nous restait, après l'interrogatoire des 250 sujets. Bien que la comparaison avec les diagnostics des quinzaines nous eût déjà rassurés, il convenait cependant de répéter la même investigation, pour la seconde fois, sur un certain nombre d'enfants. Il importait beaucoup pour la rigueur scientifique de la méthode, de s'assurer qu'une même personne obtiendrait toujours un résultat constant pour un même sujet examiné, ou tout au moins un nouveau total s'écartant assez peu du premier obtenu pour ne pas déclasser un enfant et par conséquent, modifier diagnostic et pronostic. Nous avons, dans ce but, repris les interrogations chez douze enfants déjà examinés et nous avons eu la satisfaction de constater que l'écart entre coefficients totaux ou partiels était toujours relativement faible et, en tout cas, ne transportait jamais un enfant d'une catégorie dans une autre.

Ci-dessous le tableau des résultats fournis par notre contre-épreuve.

Nous avons pris ces enfants absolument au hasard, en évitant cependant, autant que possible, de prendre de simples dégénérés, trop faciles à examiner. Nous avons inscrit au-dessous de chaque contre-épreuve, le numéro correspondant au premier examen : il sera ainsi plus facile de se reporter aux premiers résultats pour comparer. L'écart le plus considérable que nous ayons obtenu est de dix points.

L'enfant qui en fut l'objet est d'une intelligence très inférieure. Le premier examen fut pratiqué sur lui dès son arrivée à la Colonie, le lendemain, croyons-nous. Il était, à ce moment, assez intimidé et déprimé et de plus n'avait, paraît-il, jamais été à l'école. Le second examen fut pratiqué deux mois plus tard, c'est-à-dire après amélioration de son état de dépression et après fréquentation quotidienne de l'école. Nous croyons donc que l'écart entre les deux totaux, qui d'ailleurs ne modifie guère le diagnostic ni le pronostic, est ici un indice d'une amélioration générale des facultés de l'enfant due à un changement de milieu et d'habitudes.

Les divergences dans les autres coefficients totaux sont à peu près insignifiantes. La plus forte est de huit points.

Le diagnostic n'est nullement modifié et les coefficients

Tableau VI.

	C... 12 ans 1/2.	B. . 9 ans 1/2.	H .. 17 ans 1/2.	M... 10 ans.	E... 10 ans.	G... 14 ans.	B... 14 ans.	R... 13 ans 1/2.	O. . 16 ans.	P... 13 ans.	C... 11 ans.	R...
1. Habitus extérieur....	5	4	4	5	5	4	3	3	5	2	2	
2 Langage............	5	5	5	5	5	4	5	4	4	4	2	
3. Nom................	5	5	4	5	3	3	2	4	2	3	2	
4. Parents.............	5	5	5	5	4	5	2	3	2	2	4	
5. Notions sur l'âge.....	5	5	5	5	3	5	3	3	2	2	3	
6. Connaissance du corps	4	5	5	5	4	3	4	4	4	2	3	
7. Mouvements..... ...	5	5	5	5	5	5	5	5	5	5	4	
8. Notions sur les objets	5	5	5	5	5	5	5	4	3	4	4	
9. Sensations internes..	5	5	5	5	5	5	5	4	3	3	3	
10. Notion de temps.....	5	4	5	4	3	3	1	4	2	1	2	
11. Notion de lieu..	5	5	5	4	3	3	3	4	2	2	2	
12. Notion sur l'âge......	5	5	4	3	1	2	3	1	2	1	0	
13. Service militaire.....	5	4	4	4	4	2	4	2	3	2	1	
14. Lecture...	5	5	5	5	4	0	0	2	3	0	0	
15. Ecriture........ ...	5	4	3	3	3	0	0	1	3	0	0	
16. Calcul.......... ..,	4	2	3	2	0	0	0	0	0	0	0	
17. Dessin.	3	3	1	2	4	3	1	1	2	0	0	
18. Métier	5	5	5	4	4	3	5	3	2	3	2	
19. Religion..........	1	1	2	0	0	0	0	0	0	0	0	
20. Compréhension et attention..	5	5	5	5	3	3	4	3	3	2	4	
Totaux.......	92	87	85	81	68	58	55	55	52	38	38	
	95	79	83	85	71							
	38	12	133	8	9	170	169	195	179	194	228	

partiels, pris séparément, sont assez peu touchés. Tout écart entre les coefficients totaux qui ne dépasse pas dix ne peut porter préjudice au diagnostic. Les écarts, inévitables entre deux examens d'un même sujet pratiqués par une même personne ou entre deux examens du même sujet par deux personnes différentes, sont rendus plus insignifiants, en quelque sorte, par les séries de douteux placées entre chaque grande catégorie d'arriérés. Pour un enfant déclaré douteux à la suite d'un premier examen, une série de nouveaux examens répétés ensuite à intervalles de quelques semaines ou de quelques mois arriverait probablement à donner au diagnostic un caractère plus précis, selon que l'ensemble des coefficients totaux se rapprocherait de l'un ou de l'autre des états définis entre lesquels le sujet était en suspens.

Ayant terminé l'exposé des chiffres fournis par nos expériences et discuté leur interprétation par rapport au diagnostic clinique, il nous reste à examiner quel intérêt les résultats obtenus peuvent avoir au point de vue de l'étude et de la détermination des diverses classes de débilité mentale.

VII. — **Résultats.**

Nos 250 enfants examinés peuvent se répartir de la façon suivante :

160 débiles proprement dits.
23 douteux entre la débilité et l'imbécillité.
43 imbéciles.
19 douteux entre l'imbécillité et l'idiotie.
5 idiots profonds.

Si nous additionnons les coefficients partiels de chaque chapitre (tableau A), nous obtiendrons les résultats totaux de chacun de ces chapitres pour toutes les classes réunies de débilité mentale, et la comparaison de ces résultats totaux avec les résultats maxima possibles pour chaque notion se fera facilement puisque le total maximum pour chaque article est représenté par le nombre des enfants, soit 250, multiplié par le coefficient partiel qui est 5, ce qui donne 1250.

Mais, il est plus instructif d'examiner les résultats partiels totaux pour chaque catégorie de débilité mentale, ces résultats étant représentés, pour chacun des chapitres, par le nombre d'enfants d'une des catégories multiplié par le même coefficient 5. C'est ainsi que nous trouvons les chiffres suivants :

Pour les débiles............	$160 + 5 = 800$	points.
— les douteux entre la débilité et l'imbécillité, nous aurions............	$23 + 5 = 115$	—
— les imbéciles............	$43 + 5 = 215$	—
— les douteux............	$19 + 5 = 95$	—
— les idiots............	$5 + 5 = 25$	—

Mais le tableau, ainsi présenté, n'aurait pas de valeur en raison de l'inégalité du nombre des enfants examinés dans chaque classe : il faut donc, pour avoir des chiffres comparables, diviser chacun des totaux partiels maxima par le nombre des enfants de chaque catégorie, ce qui donne alors pour chaque enfant un coefficient moyen comparable. L'ensemble de ces coefficients moyens a été réuni en un nouveau tableau (tableau B) qui figure en regard du tableau A.

TABLEAU A. — Coefficients totaux.

	160 DÉBILES	23 DOUTEUX	43 IMBÉCILES	19 DOUTEUX	5 IDIOTS	TOTAUX
1. Habitus extérieur.......	658	79	132	43	9	921
2. Langage...............	727	80	131	43	9	990
3. Nom................	704	67	103	31	5	910
4. Parents...............	762	87	138	36	7	1030
5. Notions sur l'âge.......	735	70	63	12	2	882
6. Connaissance du corps..	741	88	133	41	9	1012
7. Mouvements............	759	107	181	68	15	1130
8. Notions sur les objets...	771	92	146	47	8	1064
9. Sensations internes.....	767	93	147	45	8	1060
10. Notion de temps.......	655	47	57	16	0	775
11. Notion de lieu..........	693	50	75	20	0	838
12. Notion de patrie........	632	50	36	3	1	722
13. Service militaire........	672	57	66	10	1	806
14. Lecture..............	696	58	19	1	0	774
15. Ecriture...............	584	45	28	2	0	659
16. Calcul................	419	12	5	0	0	437
17. Dessin...............	557	46	52	8	0	663
18. Métier...............	710	68	93	16	1	888
19. Religion..............	233	9	5	1	0	248
20. Compréh. et attention..	679	68	108	26	5	886

TABLEAU B. — Coefficients moyens.

	DÉBILES	DOUTEUX	IMBÉCILES	DOUTEUX	IDIOTS
1. Habitus extérieur.......	4,1	3,4	3	2,2	1,8
2. Langage..............	4,5	3,4	3	2,2	1,8
3. Nom..	4,4	2,9	2,3	1,6	1
4. Parents...............	4,7	3,7	3,2	1,8	1,4
5. Notions sur l'âge........	4,5	3,4	1,4	0,6	0,4
6. Connaissance du corps..	4,6	4,6	3	2,1	1,8
7. Mouvements....	4,7	4,6	4,2	3,5	3
8. Notions sur les objets. .	4,7	4	3,3	2,4	1,6
9. Sensations internes.....	4,7	4	3,4	2,3	1,6
10. Notion de temps........	4	2	1,3	0,8	0
11. Notion de lieu..........	4,3	2,1	1,7	1	0
12. Notion de patrie........	3,9	2,1	0,8	0,1	0,2
13. Service militaire........	4,8	2,4	1,5	0,5	0,2
14. Lecture................	4,3	2,5	0,4	0,05	0
15. Ecriture...............	3,6	1,9	0,6	0,1	0
16. Calcul................	2,6	0,5	0,1	0	0
17. Dessin..	3,4	2	1,2	0,4	0
18. Métier................	4,4	2,9	2,1	0,8	0,2
19. Religion..............	1,4	0,3	0,1	0,05	0
20. Compréh. et attention...	4,2	2,9	2,5	1,3	1
TOTAUX...........	81,8	55,6	39,1	23,80	16,0

En additionnant ensuite chaque colonne de coefficients moyens, nous obtenons des nombres représentant le coefficient total moyen d'un individu de chacune des catégories.

Débiles	81,8	Douteux	23,80
Douteux	55,6	Idiots	16
Imbéciles	39,1		

Le tableau B présente un grand intérêt, car il nous permet de classer les différents articles du questionnaire suivant la difficulté qu'ils ont présenté.

Il convient tout d'abord d'établir un classement particulier pour chaque groupe d'arriérés, ce qui nous donne les résultats exposés dans le tableau C.

Enfin, en classant encore du plus élevé au moins élevé les résultats totaux qui figurent dans la sixième colonne du tableau A, nous obtenons pour les 250 enfants la gradation des chapitres suivant leur difficulté :

1. — Mouvements.	11. — Notions sur l'âge.
2. — Notions sur les objets.	12. — Notion de lieu.
3. — Sensations internes.	13. — Service militaire.
4. — Parents.	14. — Notion de temps.
5. — Connaissance du corps.	15. — Lecture.
6. — Langage.	16. — Notion de patrie.
7. — Habitus extérieur	17. — Dessin.
8. — Nom.	18. — Ecriture.
8. — Métier.	19. — Calcul.
10. — Compréh[on] et attention.	20. — Religion.

Un premier coup d'œil jeté sur ces classements nous montre immédiatement que la seconde moitié du ques-

TABLEAU C.

Débiles	Douteux	Imbéciles	Douteux	Idiots
1. Service militaire.	1. Mouvements.	1. Mouvements.	1. Mouvements.	1. Mouvements.
2. Notions sur les objets.	2. Connaiss. du corps.	2. Sensations internes.	2. Notions sur les objets.	2. { Habitus extérieur. Langage. Connaiss. du corps.
3. Sensations internes.	3. Sensations internes.	3. Notions sur les objets.	3. Sensations internes.	3. { Not. sur les objets. Sensations internes.
4. Parents.	4. Notions sur les objets.	4. Parents.	4. { Habitus extérieur. Langage.	4. Parents.
5. Mouvements.	5. Parents.	5. Connaiss. du corps.	5. Connaiss. du corps.	5. { Nom. Compréhension.
6. Connaiss. du corps.	6. Langage.	6. Langage.	6. Parents.	6. Notions sur l'âge.
7. Notions sur l'âge.	7. Habitus extérieur.	7. Habitus extérieur.	7. Nom.	7. { Métier. Notion de patrie. Service militaire.
8. Langage.	8. Notions sur l'âge.	8. Compréhension.	8. Compréhension.	8. { Notion de lieu. Notion de temps. Dessin. Lecture. Ecriture Religion. Calcul.
9. Métier.	9. { Métier. Compréhension.	9. Nom.	9. Notion de lieu.	
10. Nom.	10. Nom.	10. Métier.	10. { Notion de temps. Métier.	
11. Lecture.	11. Lecture.	11. Notion de lieu.	11. Notions sur l'âge.	
12. Notion de lieu.	12. Service militaire.	12. Service militaire.	12. Service militaire.	
13. Compréh^{on} et att^{on}.	13. { Notion de lieu. Notion depatrie.	13. Notion sur l'âge.	13. Dessin.	
14. Habitus extérieur.	14 Notion de temps.	14. Notion de temps.	14. Notion de patrie.	
15. Notion de temps.	15. Dessin.	15. Dessin.	15. Ecriture.	
16. Notion de patrie.	16. Ecriture.	16. Notion de patrie.	16. { Lecture. Religion.	
17. Ecriture.	17. Calcul.	17. Ecriture.	17. Calcul.	
18. Dessin.	18. Religion.	18. Lecture.		
19. Calcul.		19. { Calcul. Religion.		
20. Religion.				

tionnaire présente des difficultés plus grandes que la première pour les enfants de toutes les catégories. Il faut cependant faire une réserve pour le métier et le service militaire que nous voyons figurer à des places relativement meilleures que les autres éléments de la seconde série du questionnaire. Des débiles aux idiots, c'est-à-dire à mesure que les facultés intellectuelles décroissent et que les enfants ont de moins en moins chance d'être soldats plus tard, nous voyons la notion du service militaire, d'abord supérieure à la notion de métier, lui devenir sensiblement inférieure chez les douteux et surtout chez les imbéciles.

L'habitus extérieur donne des coefficients moyens décroissants avec l'intelligence de l'enfant. L'habitus est un élément auquel on s'en rapporte beaucoup dans l'examen habituel des arriérés. Nos constatations sont en accord avec ce fait.

L'habitus extérieur a été coté dès que l'enfant s'est présenté devant nous et n'a pu, par conséquent, être influencé par les examens psychologique et physique ultérieurs.

Pour le langage, nous remarquons également sa décroissance très nette et proportionnelle à celle de l'intelligence des enfants examinés, depuis les dégénérés et les débiles les plus élevés qui s'expriment correctement, parfois même avec facilité, jusqu'aux idiots dont on ne peut plus tirer que des sons inarticulés, de brusques éclats de rire et des grognements.

Il nous faut remarquer l'abaissement rapide des coefficients moyens sur le nom. Assez bien compris par les débiles qui cependant ignorent fréquemment le lieu et la date de leur naissance, ce chapitre a été beaucoup plus mal interprété par les imbéciles qui eux, ne savent souvent ni leur âge ni même parfois leur nom de famille. Sur les confins de l'idiotie, les sujets ne connaissaient que leur prénom habituel, celui par lequel leurs parents les ont longtemps désignés.

Ce qui concerne les parents nous a donné des résultats bien meilleurs. La plupart des débiles ne savent pas le lieu de naissance de leurs parents, ce qui peut d'ailleurs s'expliquer. Chez les imbéciles, nous avons eu quelques réponses naïves. Le numéro 235 de nos examens, âgé de quinze ans, nous a répondu que son père était « né dans un chou » et sa mère « dans une fleur ».

Mais, c'est avec la notion de l'âge que nous voyons les moyennes baisser très rapidement. A notre avis, cette notion a une grande importance dans les diagnostics que nous recherchons : c'est du moins ce qui résulte de nos constatations. Les débiles savent généralement bien leur âge, mais à mesure que l'on approche de l'imbécillité, la connaissance de l'âge devient confuse. Cette connaissance est à peu près nulle chez les imbéciles. Ces derniers ne savent souvent ce qu'on entend par vieux et par jeune. Interrogés sur leur âge, ils répondent : J'ai trois ans, j'ai cinq ans ; mais en tout cas, la réponse est presque toujours absurde. Des imbéciles de seize à vingt ans auxquels nous demandons l'âge de leurs parents répondent, par exemple, que leur père a vingt-un ans, leur mère vingt-deux ans.

Quant à la connaissance du corps, elle est généralement assez exacte chez les débiles et les douteux. Mais, avec les imbéciles, nous voyons apparaître les grosses erreurs : leur cœur est dans leur cou, leur cerveau est dans leur bouche, etc. Ils ne connaissent ni les paupières, ni les gencives et indiquent leur bras quand on leur demande de montrer l'avant-bras. La connaissance du corps diminue bien davantage, cela va sans dire, avec les douteux et les idiots.

Le chapitre des mouvements est probablement, parmi les vingt, le plus facile, car nous le voyons figurer presque toujours le premier dans nos classements. Bien que facile, il n'en a pas moins ici une réelle importance.

Nos enfants, même ceux atteints d'hémiplégie spasmodique infantile, exécutent relativement bien les mouvements qu'on leur ordonne. Adonnés aux travaux manuels, à la gymnastique, ils acquièrent rapidement la liberté et l'habileté des mouvements. Chez les idiots et les sujets douteux entre l'idiotie et l'imbécillité, il existe néanmoins un certain embarras, surtout pour les mouvements délicats (acte d'enfiler une aiguille, expérience des petits points) et même parfois impossibilité.

Certains imbéciles et certains idiots ne comprennent pas l'explication d'un mouvement qu'on leur ordonne, mais ce n'est pas à dire pour cela qu'ils ne puissent le réaliser. Si on l'exécute devant eux, ils savent très bien ensuite le reproduire, alors même qu'on ne le leur demande pas. Nous savons en effet qu'idiots et imbéciles inférieurs sont très imitateurs ; cela est d'ailleurs mis à profit pour leur éducation.

La notion de lieu nous a donné des coefficients supérieurs à ceux de la notion de temps, sauf chez les idiots qui ne connaissent ni l'un ni l'autre. Ce n'est qu'à force de patientes répétitions, qu'on parvient à inscrire dans la mémoire de ceux-ci le nom du lieu où ils se trouvent. Plus le niveau intellectuel des enfants est inférieur, plus ils sont exclusivement visuels et, par conséquent, plus ils se confinent dans ce qui les entoure au moment présent, dans le présent qui les environne. « Les idiots, dit M. Sollier, n'ont guère la notion du temps écoulé et encore moins celle du temps à venir (1) ». En somme, la notion de lieu est un peu moins abstraite que celle du temps ; elle fait appel à la vue, au présent, aux choses matérielles présentes. La notion de temps, au contraire, fait appel au passé et, par conséquent, au souvenir. La mémoire est une faculté souvent rudimentaire dans les états de débilité mentale et cela d'autant plus qu'on se rapproche davantage des échelons les plus inférieurs.

Une exception doit être faite cependant pour les cas où cette faculté est développée d'une façon anormale ; tel est le numéro 151, qui jouit d'une mémoire du temps et des dates véritablement surprenante. Cette désarmonie dans les facultés de l'intelligence, on le sait, se rencontre assez souvent dans les états de dégénérescence.

L'idée de patrie, idée abstraite, nous donne des moyennes très rapidement décroissantes des débiles aux idiots. Les imbéciles, même les plus âgés, n'ont pas cette notion. Pour ceux d'entre eux qui ont longtemps vécu à Paris, le mot Patrie évoque l'idée d'un *journal*. Quant aux idiots ils ne comprennent pas et sont incapables de définir ce mot. Tout ce qu'on peut tirer des moins arriérés d'entre eux est le mot « France », lorsqu'on leur demande s'ils sont de la France, de l'Allemagne ou de l'Angleterre.

Le service militaire a été mieux compris que la notion de patrie, ainsi qu'en témoignent les chiffres obtenus. C'est qu'il s'adresse à des choses plus populaires et qui frappent l'imagination de tous les enfants. Ces notions font un très grand appel au sens de la vue : objets brillants, couleurs

(1) SOLLIER, *loc. cit.*

vives, toutes les choses qui plaisent à l'activité du jeune âge. Chez les imbéciles, nous avons cependant retrouvé les inexactitudes et les absurdités. Des imbéciles de dix-huit ans placent le caporal au-dessus du général ; ils font entrer dans les différentes sortes de soldats les *conscrits*, les *bleus*, les *simples*, etc.

Nous arrivons maintenant à l'instruction proprement dite et immédiatement nous constatons que chez les imbéciles et les douteux qui les suivent, l'écriture est un peu supérieure à la lecture. Cela tient probablement à ce que dans l'écriture il y a un travail manuel à côté du travail intellectuel. Beaucoup d'imbéciles savent former des lettres qu'ils ne pourraient lire, ni assembler d'une façon logique. Ils ont appris mécaniquement à former ces lettres, par automatisme, par répétition incessante.

Tous nos débiles, ou à peu près, ont su écrire, un grand nombre avec plus ou moins de fautes d'orthographe, la phrase que nous leur avons proposée. Sur nos 23 douteux entre la débilité et l'imbécillité, onze ont écrit la phrase proposée, mais presque tous avec beaucoup d'incorrections. Sept n'ont écrit que leur nom et ont pu copier un modèle. Deux n'ont pu écrire leur nom, mais ont copié le modèle. Un n'a écrit que des lettres isolées et deux n'ont rien su écrire.

Sur nos 43 imbéciles, six ont écrit la phrase avec beaucoup de fautes d'orthographe et d'incorrections, Neuf n'ont pu écrire que leur nom et copier un modèle manuscrit. Neuf également, sans pouvoir écrire leur nom, ont copié le manuscrit. Huit n'ont écrit que des lettres isolées et l'un d'entre eux les a tracées de la main gauche, en imprimé et en miroir. Onze enfin n'ont pu rien écrire : parmi ces derniers l'un a tracé des griffonnages avec la main gauche et a dessiné de cette même main, un autre a tracé des griffonnages avec les deux mains.

Parmi les douteux entre l'idiotie et l'imbécillité, aucun n'a pu écrire la phrase proposée. Deux ont écrit leur nom et copié un peu le modèle. Deux autres ont copié le modèle sans avoir su écrire leur nom. Trois n'ont écrit que des lettres isolées. Douze n'ont rien su écrire. Dans cette catégorie de douteux, nous avons constaté l'écriture spéculaire chez quatre sujets. Sur ces quatre, deux seulement nous ont fourni des autographes lisibles, avec mots ayant un sens. Les autographes des deux autres étaient des ébauches de lettres tracés avec la main gauche, de gauche à droite, mais sans aucune signification. Tous quatre écrivaient aussi de la main droite, de gauche à droite. Les deux moins arriérés ont écrit en outre l'écriture normale avec la main gauche. Quant aux idiots, quatre sur cinq n'ont rien pu écrire ; le cinquième nous a écrit en miroir, de la main gauche, quelques mots illisibles et avec la main droite, un griffonnage également indéchiffrable (1).

Il nous saute aux yeux, à l'inspection des résultats, que le calcul est, avec la religion, le côté le plus faible des enfants examinés. Le calcul nous paraît donc, comme la notion des âges, une excellente pierre de touche de l'entendement. Il exige le déploiement de la faculté d'abstraction, laquelle est d'autant moins développée que le niveau intellectuel est plus inférieur. Chez 58 débiles, nous avons

(1) Les enfants B..., 15 ans, n° 239 et M..., 18 ans, n° 250 ont été étudiés au point de vue de l'écriture par M. G. Abt, professeur de l'Université, dans son travail sur *l'écriture en miroir*. *Année psychologique*, 1901.

noté les détails au sujet du calcul : nous avons ainsi constaté que les capacités des enfants décroissent de l'addition à la division. Chez les douteux, l'addition seule donne un faible résultat ; les trois autres opérations ne donnent que mal et nul. Pour les imbéciles, nous avons quelques résultats assez bons en addition ; les autres opérations sont à peu près nulles, la division l'est complètement.

Chez les douteux et les idiots, nullité à peu près complète sur toutes les opérations. En résumé, la force en calcul des enfants examinés décroît de l'addition à la division. On peut expliquer ce fait par l'augmentation de la complexité et par conséquent de l'effort intellectuel à produire entre l'addition et la division et aussi par l'ordre lui-même suivant lequel on enseigne les opérations arithmétiques dans les écoles ; on commence par l'addition pour terminer par la division beaucoup plus complexe.

A mesure que nous descendons des débiles aux idiots, nous remarquons que le dessin surpasse de plus en plus la lecture et l'écriture. Le dessin est un art plus intellectuel que la musique, mais de même que l'écriture, il comporte un acte manuel que ne réclament ni la lecture, ni le calcul. Le sens visuel intervient dans le dessin beaucoup plus que dans l'écriture. Chez les débiles, les dessins proposés ont été exécutés assez correctement : toutefois, très peu d'enfants nous ont reproduit exactement les trois variétés de triangles ; les longueurs différentes des lignes droites ont été mieux reconnues et reproduites. Avec les douteux, nous avons eu un certain nombre de dessins déjà beaucoup moins nets, bien que quelques autres soient encore assez bons. Chez les imbéciles, quelques bons dessins également, mais le plus grand nombre est assez défectueux. Les longueurs ne sont plus respectées et il n'y a plus de régularité.

Certains enfants nous donnent des dessins informes et ne rappelant en rien le modèle. Les douteux entre l'imbécillité et l'idiotie nous ont fourni des ratures informes; deux ou trois dessins sont cependant encore relativement bons, bien que les longueurs n'y soient pas respectées. Des idiots enfin, nous n'avons obtenu que des ratures informes.

Le chapitre concernant le métier nous a donné le plus souvent des réponses satisfaisantes et, en effet, il s'agit ici de choses que nos enfants sont à même d'apprendre chaque jour. Quelques-uns d'entre eux ont déjà exercé un métier avant leur entrée à la Colonie. D'autres ont déjà pensé au choix d'un état pour l'époque où ils seront rendus à leur famille. De même que pour le service militaire, la défectuosité des réponses sur le métier nous indiquait, par ce fait même, une intelligence très inférieure.

Beaucoup moins compris a été le chapitre *Religion*. Il nous a donné les résultats les plus faibles et nous voyons les débiles eux-mêmes présenter une moyenne assez infime.

Un grand nombre des enfants interrogés ne savent ce qu'est une religion ni à quelle religion ils appartiennent. Quelques-uns nous ont mécaniquement récité des prières qu'ils ne comprenaient pas. Mais, ce n'est pas à dire pour cela que l'article Religion soit inutile dans le questionnaire et hors de la portée des enfants. Les faibles résultats obtenus dans nos examens tiennent au peu d'instruction reçue par nos enfants sur les religions. Dans d'autres milieux, il est fort possible que les questions sur les religions fussent beaucoup mieux interprétées.

La compréhension et l'attention nous montrent aussi des moyennes décroissantes des débiles aux idiots ; la décroissance est assez brusque entre les débiles et les douteux qui

TABLEAU D.

AGES.	DÉBILES.		DOUTEUX.		IMBÉCILES.		DOUTEUX.		IDIOTS.	
	Nombre d'enfants.	Coefficient total moyen.	Nombre d'enfants.	Coefficient total moyen.	Nombre d'enfants.	Coefficient total moyen.	Nombre d'enfants.	Coefficient total moyen.	Nombre d'enfants.	Coefficient total moyen.
7 ans	1	64	»	»	3	37	»	»	»	»
8 ans	3	87	1	59	»	»	»	»	»	»
9 ans	4	77	1	54	1	42	»	»	»	»
10 ans	6	72	»	»	»	»	»	»	»	»
11 ans	11	81	2	55	2	33	3	23	»	»
12 ans	15	87	2	54	2	42	3	25	»	»
13 ans	21	77	2	56	12	42	»	»	1	19
14 ans	7	79	3	53	1	31	2	24	»	»
15 ans	30	81	3	55	5	41	1	29	3	15
16 ans	20	87	5	55	6	38	3	23	»	»
17 ans	16	83	2	55	3	35	2	26	»	»
18 ans	9	77	2	57	5	39	2	26	1	15
19 ans	5	80	»	»	»	»	1	26	»	»
20 ans	4	87	»	»	»	»	1	23	»	»
21 ans	1	86	»	»	1	37	»	»	»	»
22 ans	3	80	»	»	1	31	»	»	»	»
23 ans	2	78	»	»	1	45	»	»	»	»
24 ans	1	71	»	»	»	»	»	»	»	»
25 ans	»	»	»	»	»	»	»	»	»	»
26 ans	1	80	»	»	»	»	1	20	»	»

viennent ensuite. Chaque interrogatoire a une durée suffisante pour permettre d'apprécier l'attention et surtout la compréhension dont l'individu a fait preuve : moins ces facultés sont développées dans son intellect, plus la durée de l'examen est longue.

Une fois en possession de tous nos résultats, nous avons essayé de dénombrer les enfants suivant leur âge et d'établir ainsi de nouvelles moyennes dans chacune des cinq catégories.

Dans le tableau suivant (tableau D), nous avons mis en regard dans chaque colonne le nombre d'enfants de l'âge

TABLEAU E

AGES.	DÉBILES.	DOUTEUX.	IMBÉCILES.	DOUTEUX.	IDIOTS.
7 ans	3,2	2,9	1,8	»	»
8 ans	4,3	2,7	»	»	»
9 ans	3,8		2,1	»	»
10 ans	3,6	»	»	»	»
11 ans	4 »	2,7	1,6	1,1	»
12 ans	4,3	2,7	2,1	1,2	»
13 ans	3,8	2,8	2,1	»	0,9
14 ans	3,9	2,6	1,5	1,2	»
15 ans	4 »	2,7	2 »	1,4	0,7
16 ans	4,3	2,7	1,9	1,1	»
17 ans	4,1	2,7	1,7	1,3	»
18 ans	3,8	2,8	1,9	1,3	0,7
19 ans	4 »	»	»	1,3	»
20 ans	4,3	»	»	1 »	»
21 ans	4,3	»	1,8	»	»
22 ans	4 »	»	1,5	»	»
23 ans	3,9	»	2,2	»	»
24 ans	3,5	»	»	»	»
25 ans	»	»	»	»	»
26 ans	4 »	»	»	1 »	»

correspondant et le coefficient moyen pour un de ces enfants. Nous avons ensuite divisé par 20 chacun de ces coefficients moyens et cela nous a donné les coefficients par chapitre que nous exposons dans un autre tableau (tableau E).

Les tableaux D et E présentent malheureusement des lacunes dues à l'inégale répartition quant à l'âge des enfants interrogés : nous sommes néanmoins à même d'y constater l'uiformité assez sensible de l'abaissement des coefficients aux divers âges, du haut en bas de l'échelle des débiles.

Tels sont les résultats qu'une expérimentation soigneuse et patiente nous a procurés. Il est évident que notre méthode sera comme l'instrument nouveau dans les mains de l'ouvrier : on tirera d'elle des renseignements d'autant plus précis qu'on l'aura davantage employée. Nous croyons être en droit d'affirmer que le questionnaire peut rendre des services dans l'examen des arriérés, tant au point de vue du pronostic qu'au point de vue clinique, ainsi que dans les expertises médico-légales. Au sujet du pronostic, nous ferons une réserve pour les plus jeunes enfants, ceux âgés de sept à dix ans. Leurs coefficients ont une valeur pronostique évidemment moindre que ceux des sujets plus âgés ; mais il est non moins évident que les coefficients d'imbécillité ou d'idiotie, obtenus chez ces jeunes enfants, indiquent toujours un pronostic grave. Un enfant d'intelligence ordinaire est susceptible, même à sept ou huit ans, de répondre très suffisamment à nos interrogations : nous citerons ici le cas de notre numéro 2, âgé de huit ans, entré à la colonie pour quelques idées de persécution et dont les réponses nous ont absolument surpris.

Notre procédé d'investigation, s'il peut servir à établir un diagnostic, permettra également de suivre les résultats du traitement médico-pédagogique. On constatera, de cette manière, les progrès de l'amélioration d'une façon plus précise et, de même que l'amélioration, l'état stationnaire et la régression que l'on observe parfois chez l'imbécile et l'idiot.

Pour toutes ces raisons, nous pensons n'avoir pas fait œuvre inutile en exposant la méthode médico-psychologique que nous avons expérimentée. Elle nous a paru apporter quelque précision au diagnostic différentiel des débilités mentales et aider ainsi à mieux préjuger de l'avenir des enfants pour lesquels on fait appel à notre jugement et à nos soins.

CONCLUSIONS

1° Les divers états intellectuels des enfants arriérés ont donné lieu depuis un siècle à des classifications nombreuses. A l'heure actuelle, classifications et nomenclatures des auteurs modernes sont encore assez différentes, ce qui prête, dans la pratique mentale, à quelques confusions, parfois à des malentendus.

Avec M. le Dr Blin, nous croyons que la classification suivante répond d'une façon satisfaisante aux besoins de la clinique :

1° Dégénérescence mentale.
2° Débilité mentale proprement dite.
3° Imbécillité.
4° Idiotie profonde.
5° Idiotie complète.

Ces cinq classes peuvent être englobées sous la désignation générale de *Débilités mentales*, préférable selon nous à celle d'Idioties, parce que dans le langage courant elle implique un sens moins péjoratif, ce qui peut avoir son intérêt pour les degrés élevés.

2° L'unification de la terminologie des états d'arriération intellectuelle appelle une méthode diagnostique assez précise pour classer un enfant dans une des catégories mentionnées, car à chacune de celles-ci est attaché un pronostic différent.

3° Un questionnaire composé de vingt articles ayant trait aux notions de la vie courante nous a paru le meilleur mode d'exploration de l'intelligence. Et, afin d'obtenir la précision autant qu'il est possible en ces matières, un coefficient allant de 0 à 5 est attribué à chacun des vingt chapitres de questions, de sorte que le total, chez un enfant normal, donne 100 ou peu s'en faut. Le coefficient total, qui est la somme des vingt coefficients partiels, exprime le degré intellectuel de l'enfant arriéré et le classe dans une des cinq catégories indiquées pour les débilités mentales.

4° Une expérimentation sur une grande échelle de cette méthode médico-psychologique nous ayant donné des résultats précis et constants, nous avons reproduit ceux-ci à la suite de l'exposé du mode d'investigation par le questionnaire.

Vu :
Le Président de la Thèse,
JOFFROY

Vu :
Le Doyen :
DEBOVE.

Vu et permis d'imprimer :
Le Vice-Recteur de l'Académie de Paris,
LIARD.

Saint-Brieuc. — Imprimerie FRANCISQUE GUYON (2306-10-3).

www.ingramcontent.com/pod-product-compliance
Ingram Content Group UK Ltd.
Pitfield, Milton Keynes, MK11 3LW, UK
UKHW021153260726
13994UKWH00001B/441